王斌详解男人病

王 斌 著

學苑出版社

图书在版编目（C I P）数据

王斌详解男人病 / 王斌著. -- 北京 : 学苑出版社, 2012.3
ISBN 978-7-5077-3980-0

Ⅰ. ①王… Ⅱ. ①王… Ⅲ. ①男性生殖器疾病－防治
Ⅳ. ①R697
中国版本图书馆CIP数据核字(2012)第041676号

责任编辑：郑泽英
封面设计：欧常柏
出版发行：学苑出版社
社　　址：北京市丰台区南方庄2号院1号楼
邮政编码：100079
网　　址：www.book001.com
邮子邮箱：xueyuan@public.bta.net.cn
销售电话：010-67675512、67678944、67601101（邮购）
印 刷 厂：北京长阳汇文印刷厂
开本尺寸：700mm×1000mm　1/16
印　　张：14.75
字　　数：240千字
版　　次：2012年4月北京第1版
印　　次：2012年4月北京第1次印刷
定　　价：36.00元

序一

计划生育是我国当前重要国策，一对夫妻只生一个子女，按当前我国人平均寿命70岁而言，一对夫妻要尽孝祖、父两辈，八位老人。我国历经封建社会五千年，荣宗耀祖、传宗接代的信念至今犹存，所以常说“百孝当先，无后为大”。如果一对夫妻无一子女，实为人生一大憾。

不孕育者，求嗣寄托于医药，岐黄应对建男科，王斌主任医师就是从事男科病医生佼佼者，他饱读中医经典、文献，有丰富的临床经验，其大作《王斌详解男人病》即将问世。

《王斌详解男人病》对男人的保健和治不育的诊疗方法颇丰，并提出“男人的欲望与性功能不可能一成不变，特别是中年男性，性欲望的波动更加明显，在治疗上不能一味采取药疗和食补，心态和锻炼尤为重要”的观点，还提出“冷热交替洗澡可提高性欲的保健方法”，堪称独树一帜。

自古爱情不可少，
而今子女无需多，
如若子女无一个，
百孝无后怎评说。
求嗣寄托从医者，
岐黄神州没男科，
王斌医研佼佼者，
可谓送子弥勒佛。

《王斌详解男人病》具有较高的学术价值，介绍了大量男人保健和治疗不孕症的方法，是广大男科医生可借鉴的良师益友，读后当能受益匪浅，是以为序，将此书推荐给读者。

2010年10月21日

序二

有人曾说："女人，你的名字叫脆弱；男人，你的名字叫坚强。"其实女人并不一定都脆弱，而男人也并非都如钢铁一样地坚强。在身体健康方面，一向以强者形象示人的男人，其实，是很脆弱的群体。科学研究表明：男人在耐饥、耐寒、耐病力、耐受精神压力等方面都不及女性高；男子的平均寿命要比女性短6年；35岁以下的男性患高血压的风险远高于女性；每年全国大约有100万男士发生心脏病；12%的心脏病发生在44岁以下的男人身上；一半以上的男人会受到前列腺疾病的困扰。美国医学会杂志在一项研究报告还发现，在最近的三十年里，糖尿病和慢性阻塞性肺病正呈上升趋势，而在这两项疾病中，男性的发病率远远高于女性……

长期以来，人们对女性的健康已是关爱有加，而对男性健康却常忽略。为什么会这样呢？归结说来，除了生理上的特征决定了男性更易受到疾病威胁，与男人的社会属性及性格特征也有一定的关联。男人有泪不轻弹、有话不愿说，有病不去看；女人一哭就可爱，男人一哭不是窝囊就是废物；女人唠叨是天经地义的，男人唠叨是没出息；男人有病就拖着、抗着、挺着；这些都可能成为男人身体健康上的安全隐患。

天生的使命与责任造就了男人的坚强，但相应的长久积压的压力与长久憋屈也造成了男人内心深处的暗伤。这里不可忽视的是，心理上的"不畅"同样会导致身体上的"不适"。 早在1948年，世界卫生组织就明确规定：健康不仅要保证身体没有疾病，而且还应当重视心理健康，只有身心健康、体魄健全，才是完整的健康观念。身体健康是心理健康的基础和载体，心理健康又是身体健康的条件和保证。健康的这两个方面是互相联系、互相影响、互相制约的。因此我们不仅要像关注女性健康一样关注男性健康，更要从心理上给予我们的钢铁男子们以细致体贴的关怀与呵护。

作为男人，无论你是初生如牛犊的20岁，还是自我感觉良好的30岁，抑或是到了需要考虑"可持续发展"的40岁，你都需要注意保护钢铁外壳包裹下自己真实的"脆弱身心"。

王斌主任医师，长年从事中医男科临床及中医药养生工作，有着扎实的中医理论功底和丰富的临床经验。他在中医男科疾病防治中尤其是在科普工作中，做了大量工作。本书站在男人的角度上，全面地对男性群体做出了细致入微的健康关怀。从最基本的常见疾病防治，到简单有效的保健方法，从身体健康的维护，到心理上的调护，都有全面详实的阐述。相信你如论是处于什么样的年龄段，只要你还不是纯粹的“钢铁之躯”，就都能从本书中有所收益。时代呼唤疾病医学向健康医学转化，养生保健是一种境界，而本书将带给男人以关怀，送给男人以健康。

王琦

2010年11月12日北京中医药大学

目录

CONTENTS

第一章　男人更需要呵护

第二章　小病不治成大病

第五章　心态决定身体健康

第六章　难言之隐一定要说出口

第一章

男人更需要呵护

人们对女性健康关爱有加，而对男性健康却屡屡忽略。其实，男性的身体比女性更脆弱。调查显示，即使在健康观念普及的美国，仍有1/3的男性从来没检查过身体。在某些遗传病、呼吸系统疾病、消化系统疾病、糖尿病、肝病等方面，男性患病率较高。男性的心脏病发病率是女性的一倍。男性健康状况不容乐观，而男性健康意识却普遍淡薄。本章，让我们一起来了解关注男性健康……

第一节 男人养生要趁早进行

有一个令所有男同胞沮丧却不可否认的事实：男人确实比女人寿命短。所以关于养生的紧迫性，也许男人比女人更加深刻地体会到。万事需趁早，储蓄健康也一样。20多岁，你的健康计划从现在就应该开始实行了！

男人和女人身体素质存在差异，这是妇孺皆知的常识。早在《素问·上古天真论》中有这样的说法："女子七岁，肾气盛，齿更发长；二七而天癸至，任脉通，太冲脉盛，月事以时下，故有子；三七肾气平均，故真牙生而长极；四七筋骨坚，发长极，身体盛壮；五七阳明脉衰，面始焦，发始堕；六七三阳脉衰于上，面皆焦，发始白；七七任脉虚，太冲脉衰少，天癸竭，地道不通，故形坏而无子也。丈夫八岁，肾气实，发长齿更；二八肾气盛，天癸至，精气溢泻，阴阳和，故能有子；三八肾气平均，筋骨劲强，故真牙生而长极；四八筋骨隆盛，肌肉满壮；五八肾气衰，发堕齿槁；六八阳气衰于上，面焦，发鬓颁白；七八肝气衰，筋不能动；八八天癸竭，精少，肾脏衰，形体皆极，则齿发去。"这长长的一段话详细地描述了男女两性在生、长、壮、老、已的生命过程中生理上的体质差异。

20多岁也许是一个男性觉得自己最有精力的时候。如同女人要从20多岁开始注意保养皮肤一样，男性则应该从20岁开始注重锻炼自己的身体。20多岁的年纪，你的身体状况就会有一些变化，每个男人都应该提前想好应对方法。

1. 荷尔蒙混乱

通常在18岁至25岁，男性体内的人体生长激素和睾丸激素会急速增长，肌肉发育将达到高峰。可惜，这个荷尔蒙的分泌高峰不会持续很长时间。22岁或23岁开始，男性体内的人体生长激素就会开始下降，以后以每10年2%～5%的速度递减，男性的肌肉力量将逐步下降。

应对方法：

趁着生长高峰，最好能把你的肌肉锻炼得越结实越好。不然的话，到了40岁你就会觉得肌肉松弛，有气无力。

2. 膝盖开始变脆弱

约翰斯·霍普金斯大学的研究人员曾经跟踪过1321名医学院学生，发现年轻时膝盖受过伤的人日后患关节炎的概率是没受过伤的人的三倍。而这种年轻时造成的伤害75%以上的情况是发生在男人身上。

应对方法：

男人应该注意保持腿筋的灵活。腿筋僵硬容易引起膝盖受伤。此外，最好减少跑步的运动量，每周至多不要超过4次慢跑。可以选择多打打篮球，这样可以增加关节软骨的灵活度和弹性。伸展训练也可以强壮软骨。

3. 形体发胖

耶鲁大学的一项研究显示，人们普遍对肥胖人士存在偏见，认为他们懒惰、愚蠢、没有价值。事实证明，外形能直接影响你求职就业和与异性交往。年纪轻轻就失去良好的外形，恐怕很难起飞。

应对方法：

尽量选择健康均衡的饮食方式，保持低卡路里和摄取足量的各种蔬菜，少喝啤酒和碳酸饮料。一定要锻炼一身结实的肌肉，特别是胸肌、腹肌和二头肌，可以多做爆发力强的力量性动作，如杠铃推举等。

当男人历经了20多岁的青春年华，越过了30岁的门槛，这时的大多数男人开始为养家糊口而疲于奔命，生存压力异常巨大。而正是从这时候开始，男性的身体机能每年将下降1%。因此，处于这一阶段的男性必须在紧张的工作之余努力保持良好的身体状况。30岁以后，男人的身体会出现一些需要注意的状况：

1. 身体弹性下降

一般来讲，男人从30多岁开始起身体弹性会逐步下降。整天坐在办公室是一个原因，运动范围不够大（包括普通的运动如跑步、举重甚至打篮球）是另一个原因

应对方法：

练瑜珈。练瑜珈可以使你的身体最大范围地活动。只要每周上一次课把动作学会，你就可以随时随地进行锻炼。

2. 心脏机能下降

心脏也像其他地方的肌肉一样，随着人的年龄增大会逐渐变得软弱无力。同时，从30多岁开始，血液里的胆固醇增加，血压升高，脂肪也会在血管壁积累。

应对方法：

定期做身体检查，特别注意测量脂蛋白的含量，防患于未然。保持身体足够的氧含量，每周进行三次下面所说的运动可能有所帮助：首先慢跑10分钟热热身，接着疾跑45秒，停下后做90秒的步行或慢跑，如此重复8～12次，最后以10分钟慢跑结束。

3.肌肉减少

男性到了30多岁，肌肉很容易松弛和减少。如果不加强锻炼，十年后你的肌肉大概会减少2.7公斤。

应对方法：

男人在这个阶段，锻炼肌肉不仅是为了塑造身体的美感，更重要的是加强肌肉的功能性力量以及灵活性和平衡性。尽量避免肌腱和关节的受伤。腿部伸展——肩部运动——双腿屈伸——背腰伸展——前臂运动——仰卧起坐。每个动作重复8～10次，整套动作每天做２～３次，每周做２～３天。自我调整哑铃重量，如果你可以重复每个动作12次或以上则说明重量太轻；如果你觉得重复十次有困难则应该减少重量。每个动作的频率是向上２秒，向下４秒。

第二节　肾脏是男人健康的保障

男人的肾脏就像心脏一样重要，一个男人身体是否健壮与肾的强弱有关。如果男人肾虚，就会出现头晕、心慌、气短、乏力、腰膝酸软、性功能障碍等症状。说肾脏是男人的健康之源，并不为过。

《灵枢·脉度》中记载："肾气通于耳，肾和则能闻五音矣。"中医认为，肾为先天之本，寓元阴元阳：先天之本是指人立身之本，"人始生，先成精"，而肾藏精，故肾为先天之本。元阴是指阴精，元阳是指元气，元阴元阳在人的生命活动中——从孕育成形到发育壮大过程中起着决定性作用。肾藏精，主生长发育：肾主藏精，以气为用，关系着人的生长发育。肾气盛衰直接关系到人的生长发育乃至衰老的全过程，也关系着男人的生殖能力。肾脏位于腹膜后间隙的上部，脊柱的两旁，紧贴腹后壁。两肾上极倾向脊柱，下极倾向外下方。肾脏的体积因人而异，正常成年男性平均长10cm，宽5cm，厚4cm，平均重量为134～148克，受肝的影响，右肾低于左肾1～2cm。肾的生理功能主要是排泄体内代谢产物如尿酸、有机酸等，调节水、电解质平衡，维持机体内环境的稳定，以及内分泌功能如分泌肾素、前列腺素、促红细胞生成素等，肾脏完成生理活动主要通过肾小球的滤过和肾小管的重吸收、分泌及排泄作用。

传统医学上所讲的“肾”，不仅指解剖学上的肾脏，而且是一个生理作用相当广泛的，与人体生殖、消化、内分泌代谢等有直接或间接关系的重要器官。它认为肾在人体是一个极其重要而又包涵多种功能的脏器，内藏元阴元阳(肾之阴阳的别称)，为水火之宅，是先天之本，生命之根。中医的肾与膀胱、骨髓、脑、头发、耳、二阴等构成系统。中医中所指的“肾虚”则包括泌尿系统、生殖系统、内分泌代谢系统、神经精神系统及消化、血液、呼吸等诸多系统的相关疾病。由此可知，保护肾脏，维护肾气，对男人是非常重要的。

从中医角度看，肾的主要功能有以下几种：

（1） 贮藏精气，为人体生殖、造血、生长发育、防卫病邪的基础物质。

（2）平衡身体水液代谢，与膀胱合作排泄尿液。

（3）负责纳气，协调呼吸运动。

（4）主骨生髓，养脑益智。

（5）促进头发生长。

（6）肾气通耳，控制听力。

肾的精气从作用来说可分为肾阴、肾阳两方面，肾阴与肾阳相互依存、相互制约，维持人体的动态平衡。当这一平衡遭到破坏后，就会出现肾阴、肾阳偏衰或偏盛的病理变化。

肾功能好的人，精神好、脚步轻快、睡眠好、耳聪目明。相反，肾功能差的人，夜尿多，常常头昏眼花，腰痛腿软，眼圈发黑，容易脱发。现代人由于工作压力大、运动量少，很容易出现全身脏器功能衰退，肾虚则是其中的一种。

下面，介绍简单判断肾功能的几点表象：

1.水肿

晨起眼睑或面部水肿，午后多消退，劳累后加重，休息后减轻。严重水肿可出

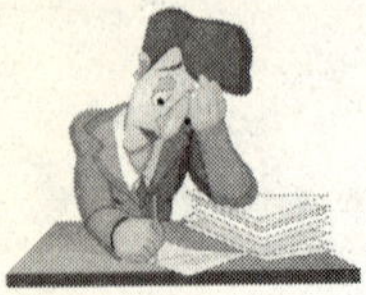

现在身体低垂部位，如双脚踝内侧、双下肢、腰骶部等。

2. 高血压

肾脏病引起的高血压与其他高血压一样，也会出现头痛、头昏、眼花、耳鸣等，但有些病人由于长期血压较高，对高血压症状已经耐受，故可以没有任何不适。

3. 尿量过多或过少

正常尿量为1000～2000毫升/日(相当于2.5～5个矿泉水瓶)，平均为1500毫升/日左右。尿量增多或减少，都可能是肾脏病的表现，特别是夜间多尿往往是肾脏病的信号。

4. 尿化验异常

尿常规检查发现有蛋白、红细胞、白细胞、管型、酮体、尿糖等，都应做进一步检查。

一个男人身体是否健壮，与肾的强弱有很大关系。每当一年冬季到来时，人体需要有足够的能量和热量以御守，倘若肾脏弱虚，就会因“火力不足”，出现头晕、心慌、气短、腰膝酸软、乏力、小便失禁或尿闭等症状，这是肾阳虚。还有的人由于体内津液亏少，滋润、濡养等作用减退，临床表现为形体消瘦、腰膝酸软、眩晕耳鸣、口燥咽干、潮热颧红、盗汗、小便短黄等，此为肾阴虚。临床上，肾阴虚较阳虚更为常见，因此，很多男人观念中的“补肾就是壮阳”理论存在一定的误区。

为男人强肾养肾纠虚的方法非常多。如多晒太阳，多食热量高和温补肾阳的食品，选服补肾的药品等等。但是，有一些简单易行的自我按摩方法也对肾脏的保养有益：

1. 腰部按摩

掌心按摩。双手掌对搓到手心发热，分别放置在腰部，手掌贴紧皮肤，上下按摩腰部，至有热感为止。可早晚各一遍，每遍200次。

拇指按摩。双手握拳，手臂向后，用两拇指的指关节突出部位，自然按摩腰眼，向内做环形旋转按摩，逐渐用力，直至感到酸胀为止。可早、中、晚各一次，每次按摩10分钟。

2. 脚心按摩

在中医看来，脚心的涌泉穴直通肾经，是浊气下降的地方，若常按摩涌泉穴，可补肾益精，强身健体，舒肝明目，促进睡眠。

脚心按摩的方法是每日临睡前，用温水泡脚，再用双手互相擦热后，左手心按摩右脚心，右手心按摩左脚心。每次按摩100下以上，以搓热双脚为宜。

3. 男人强肾操

抛物状。端坐，左臂屈肘放在两腿上，右臂屈肘，手掌向上，做抛物动作3～5遍。

摆腿状。端坐，双腿自然下垂，先缓慢左右转动身体3～5次，然后双脚向前摆动10余次，可根据个人体力情况，酌情增减。

托塔状。端坐，两腿自然分开与肩同宽，双手屈肘侧举，手指向上，与两耳平。然后双手上举，以双肋部感到有所牵动为度，随后复原。此方法每次做3～5次为一组，每日酌情做3～5次。

下蹲状。双脚并拢，双手交叉举过头，然后弯腰，双手触地，继而下蹲，双手抱膝，默念“吹”但不发出声音，此法每次可连续做10余遍。

男人养肾，还应从日常饮食注意起来。《本草纲目》中认为不同颜色的食物对人体的作用是完全不同的，中医常说：“红色入心，青色入肝，黄色入脾，白色入肺，黑色入肾”。因此，吃黑色食物是最有益于肾养生的。我们平时常说的“黑五类”，包括黑米、黑豆、黑枣、核桃、黑芝麻都是典型的代表。下面着重介绍几种：

1. 黑米

黑米被称为“黑珍珠”，其维生素B1和铁的含量是普通大米的7倍，还含有丰富的蛋白质、氨基酸以及钙、锰、锌等微量元素，有开胃益中、健胃暖肝、补血益气的功效。

2. 黑豆

古人称黑豆为“肾之谷”，黑豆味甘性平，富含优质蛋白、核黄素和黑色素，有活血利水、解毒润肤、暖肠胃的功效。

3. 黑枣

黑枣有“营养仓库”之称，性温味甘，有补中益气、养胃补血的功效。

4. 核桃

核桃有补肾固精、利尿消石、润肠通便、温肺定喘的作用。

5. 黑芝麻

黑芝麻性平味甘，有补肝肾、润五脏的作用。对于因为肝肾精血不足引起的白发、脱发、眩晕、腰膝酸软等有较好的食疗保健作用。

在饮食方面还需要提示的是：一般说来，多吃蔬菜水果是有益健康的，但是对有肾功能障碍的人来说，含钾的蔬菜水果会加重肾脏负担，造成肾功能损害。因此，患有肾功能障碍的人，在食用蔬菜水果时就要谨慎选择。

现代男人，尤其是忙碌中的男性白领一族应当特别注意肾的保健。平时加强身体锻炼，及时对症进行滋补，改善肾虚、衰老的症状。如果不是极度虚弱的人群，补肾应以平和为主，而且要因时、因人、因地而异，根据不同的季节、体质和气候选择不同的补肾方法，需要在医生的指导下进行。

最后，在男人肾脏的日常保养上，还要提供三个温馨提示：

（1）男人性生活要适度，原则是不勉强，不放纵。

（2）充足的睡眠也是恢复精气神的重要保障，哪怕你的工作再紧张，家里的烦心事再多，到了该睡觉的时候也要按时休息。

（3）现在各种补肾广告充斥报纸版面及大街小巷，在一片“男人要加油”、“补肾圣品”等广告宣传攻势下，千万不要被广告所“忽悠”，更不要随便食用不明品性的药物进补肾脏。

第三节　脾脏是男人的寿夭之母

脾脏是重要的淋巴器官，它具有造血、滤血、清除衰老血细胞及参与免疫反应等功能。因其含血量丰富，能够紧急向其他器官补充血液，所以有“人体血库”之称。

中医与西医中都有脾的概念，但两种医学对脾的作用与内在属性的界定有着本质区别，不可以混为一谈。中医认为脾为主水谷运化之脏，即人体主要的消化器官。

《素问·灵兰秘典论》说：“脾胃者，仓廪之官，五味出焉。”脾开窍于口，其华在唇。脾在体合肌肉，主四肢。具体来说，脾脏有运化水谷的功能，论其作用时，往往脾胃联称。脾负责消化食物，把食物的精华营养运输全身，脾又能统摄周身血液、调节血液循环，使之正常运行。

脾气主升。它能把饮食中的精气、津液上输于肺，然后再输布于其他脏腑以化生血气。通常所说脾有益气作用的“气”，就是代表人体机能的动力。而这种动力的产生，则有赖于脾发挥正常的运化能力。脾能运化水湿，和水液的代谢有关；同时脾脏还与四肢、肌肉等有关，如脾的运化功能正常，四肢活动有力，肌肉丰满壮实。

现代医学认为脾是人体内最大的淋巴器官，又是储血器官。我国成年人脾脏长平均为13.36cm，宽3.07cm；脾脏的大小与年龄、营养状态有关，老年人脾脏变小，脾脏位于左季肋部后外侧，膈和左肋弓的下方，为第九、第十、第十一肋骨所遮盖。脾脏的功能具有储血和造血、滤血与毁血功能，以及免疫功能。脾脏是人体内最大的外周淋巴器官，占全身淋巴组织总量的1/4左右，也是唯一能滤过血液的淋巴组织。此外，脾脏还具有调节肝门静脉压力、免疫调控、全成凝血因子、吞噬疟原虫以及内分泌功能等。

民间有一个流传很广的说法：“人想有气力，脾肾要补足。”我们的老祖宗早在几千年前的《黄帝内经》中就指出：“脾主肌肉”，“脾主四肢”，也就是说脾与人体四肢、肌肉是有密切关系的。这是因为人体通过脾的正常运化工作，能把饮食中的精华物质，消化、吸收并且运输、分布到全身，从而使肌肉健壮有力，并进行不断的新陈代谢。脾的功能健全时，男人就能感到四肢有力。

总结中医对脾脏功能的认识有以下几种：

（1）脾主运化。一方面具有消化、吸收、运输营养物质的功能。另一方面，脾能运化水湿，具有促进水液代谢的作用。

（2）脾主升清。把水谷精微之气，通过肺的宣发，输布全身。

（3）脾藏意。脾与精神活动密切相关。

（4）脾主肌肉，四肢。

（5）脾与胃相表里，与胃同属中焦，为中气之主，营血之源。

（6）脾统血。具有统摄血液，使其不致外溢的作用。

（7）脾开窍于口，“其华在唇”。

脾脏是五脏之一，它在人体生命活动中占有重要地位，因此称为“后天之本”。对脾脏的认识，《内经》、《难经》奠定了基础，如《内经》在生理方面提出“脾气散精，上归于肺”，“脾主为胃行其津液”，“其德为濡，其用为化”等。在病理方面认为：“脾不为胃行其津液则四肢不用”，“脾气不濡，胃气乃

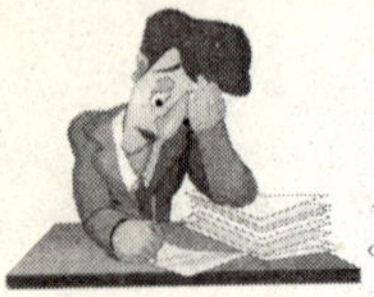

厚”，“诸湿肿满，皆属于脾”等。

既然脾与肾关系密切，且为后天之本，因此，尤其在膳食方面应当慎而又慎，要注意掌握以下原则：

1.合理调配：谷类食品中糖类和蛋白质；肉类食品中含有蛋白质和脂肪；蔬菜、水果中含有丰富的维生素和矿物质，合理搭配十分重要。

2.五味调和：中医按照味道归类分为：酸、苦、甘、辛、咸五种，统称五味。五味养五脏，即酸味入肝，苦味入心，甘味入脾，辛味入肺，咸味入肾。

3.饮食有节：一是要定量，饥饱适度，则脾肾能够承受，顺利完成饮食物的消化，过饥和过饱，都有悖于健康；二是定时，要有规律地进食，可保障消化、吸收机能有节奏地进行。

4.饮食有方，一是要因时而异，根据时间、季节的变化，要调节饮食的变化，即早饭要好，午饭宜饱，晚饭宜少；二是要寒热、熟软适度；三是要食物宜熟软，切忌生硬。

5.食宜清淡。清淡饮食有益于养生，过度食用肥甘厚味容易生湿、生火、生痰，异致消渴病（糖尿病）、中风（脑血管病）、胸痹（冠心病）等疾病。

6.饮食宜新鲜。即注意饮食卫生，新鲜、清洁的饮食有益于营养的吸收，同时，可以防止病从口入；变质或被细菌等致病微生物污染的食品将导致疾病的发生。

中医称脾胃为后天之本。一个人脾脏坏了，那么生命很快就会终结。三国时，魏蜀两军交战，使者从蜀军回来，司马懿问使者，诸葛亮的饮食情况怎么样，使者说，诸葛丞相事必躬亲，现在脾胃不好，每天只吃一顿饭，并且饭量很小。司马懿说，诸葛亮将不久于人世。果然没多久，诸葛亮便命殒五丈原。

在保养脾脏的问题上，不少男人都有一个“危险习惯”。在炎热的夏日，男人过完性生活后，常常是大汗淋漓，很多男人都急于吹风或吹空调来降温，其实这样对身体健康非常不利，既伤脾肾，又伤心脏。《黄帝内经》中说：“若醉入房，汗出当风则伤脾。有所用力、举重，若入房过度，汗出浴水则伤肾。”可见古人认为，行房后宜静卧休息片刻，切忌马上起床参加剧烈的运动和紧张的脑力劳动，防受风、受寒或冷水浴。

普通性生活消耗的能量可以相当于跑400米，或者与中速骑自行车一公里所消耗的热量差不多，在激烈的性生活中可能会出现心跳加速、血压升高、全身发热、肌肉紧绷、精神恍惚等变化。由于房事后男女双方一般都比较疲倦，此时身体免疫力较差，特别应防疾病乘虚而入。一些夫妻为贪图凉快，在电风扇劲吹或空调环境下同房，常常会出现鼻塞、喷嚏、流涕等感冒症状。如果立刻冲凉水澡，容易引发心脏病。

随着出汗逐渐增加，周身血管充血扩张，汗腺毛孔均处在开放排汗状态，此时受凉风吹拂，皮肤的血管会骤然收缩，中医认为此时寒气束表，房事时肾气不固，更易于直接深入内脏，会加重心脏的负担，同时也会造成汗腺排泄孔突然关闭，不利于排汗，如果马上吹风洗澡，易伤脾肾。

第四节　胃对于男人的重要作用

胃的主要功能是将大块食物研磨成小块（又称物理消化），并将食物中的大分子降解成较小的分子（又称化学消化），以便食物进一步被吸收。

胃的主要功能是消化食物。《中国医学大辞典·胃》按：“胃，汇也，水谷汇聚之所也，为人体内消化器，形如囊，左大右小，横卧于膈膜下，上端为贲门，接于食道，下端为幽门，连于小肠。”脾胃共同主持对饮食物的消化、吸收，但性能上各有特点。胃主受纳，脾主运化；胃气主降，使饮食物及其糟粕得以下行，脾气主升，则饮食物之精华得以营养全身；胃喜润恶燥，脾喜燥恶湿。这种纳与化、升与降、润与燥，相辅相成对立统一。脾胃不和，即这种对立统一的失调。临床凡能引起脾胃功能失调的原因，如饮食不洁、思虑太过、劳累过度、误吐误下等均可导致脾胃不和证。《素问·厥论》中则说：“脾主为胃行其津液者也。”这是说胃在受纳饮食之后，还需要通过脾的作用，把富有营养的津液输送到其他脏腑和人体各个部位。这说明胃只是一个给养仓库，而真正要“行其津液”，主要靠“脾主运化”的功能。

困扰男人的常见胃病，一般是指胃炎和胃、十二指肠溃疡病。胃炎是胃黏膜炎症的总称。经常发生于40～50岁，男性多于女性。引起胃病的原因很多，包括遗传、环境、饮食、药物、细菌感染等以及吸烟、过度酗酒。

身染胃病，往往有以下一些表现：

（1）胃痛。这是胃病最常见的症状之一。导致疼痛的原因很多，表现形式也复杂。病因包括受寒、气滞、血瘀等，表现形式有隐痛、刺痛、绞痛。

（2）气胀。这也是胃病最常见的症状之一。如果脾胃运化失职，或者因寒受阻，或者其他因素，都会导致胃内的气体不能及时、正常排出，从而导致气胀。

（3）食胀。由于各种各样的因素，胃不能正常消化食物，或者肠胃蠕动过慢，都会导致食胀。

（4）舌淡无味。中医理论认为，脾开窍于口，如果脾受困，或其他原因导致脾虚，都会引起患者口不知味，不欲食。

（5）口苦。这是肝胆受热产生的典型症状，是胆气上泛的表现。西医检查归类为胆汁反流性胃炎等病。

（6）面色差。胃病患者病史过长，面色容易萎黄、暗淡无光。

（7）舌苔异常。正常的舌头，舌体柔软，活动自如，颜色淡红光泽，有润泽，舌苔薄白。胃病初期，舌苔黄，口有异味，此为实证。时间久后，舌苔转白，便秘者舌质肥厚，疼痛者舌质有淤斑。

（8）恶心呕吐。饮食失常、寒温不适引起的胃病，容易造成患者恶心呕吐。

（9）打嗝嗳气。跟情绪有关，或者因吵架、压力过大等导致的胃病患者容易有此症状。

（10）胸闷。以气不顺、滞留胸腔为特征，脾气暴躁者、情绪不佳者易得。

（11）噎嗝。脾胃阴虚、或者寒湿困脾者易得。

（12）反酸烧心。这也是胃病患者最常见的症状之一。有胃酸、泛酸、反酸、吐酸之分。胃热者有烧心感。

（13）乏力、四肢无力。久病体虚，常感觉乏力，不思动，四肢出现无力感。

（14）大便异常。阴虚、实热导致大便干结，如大便稀，则脾运化失常。

很多男人在平时生活和工作中，经常会有暴饮暴食的坏习惯。特别是忙碌的商务人士，经常三餐不定，而在压力之下，男人的烟、酒、咖啡更是不断……胃为男人默默地承受了许多，以下为十条保护胃健康的方法：

1. 适当运动，激活胃动力

适当运动是对胃肠动力的良性刺激。让胃更愉快地工作，完成食物的消化和能量转化。不要依赖某些药物来促进胃动力，最自然、最健康的方式就是运动。散步、游泳、打太极都是简单有效的方法。唯一需要提醒的是，饭后一小时再开始动起来，否则会影响胃的正常工作。中医也认为适当的运动有养胃健脾之功，不仅促进食物的消化吸收，而且能使食欲旺盛、脾胃健运。另外，最简单的养胃运动发生在嘴里——每天早晨用舌头搅动出津液并吞下去，有生津和胃的功效。

2. 减少外面吃饭的次数

对于上班族来说，至少周一到周五的午饭是要在外面吃的。尽量减少外食的概率，增加在家吃饭的次数。如果可能，中午饭可以带便当。自家准备的饭菜更卫生、营养更全面，重要的是适合自己的胃口。研究发现，烧烤食物能使细菌产生突变物质，不仅是鱼和肉类，淀粉类、碳水化合物、糖也会如此，所以应尽量少吃烧烤食品。

3. 科学喝汤

喝汤是好事，但要等放温了再喝。寒冷季节让人们爱上了喝滚烫的热饮，包括热汤、热茶。殊不知这些热汤水随着消化道一路流到胃里，会引起消化道和胃黏膜的损伤，为胃溃疡和慢性胃炎提供了可乘之机。口腔和舌头接受不了的温度，消化道和胃一样接受不了。汤水最好放温后再下肚不迟。

4. 管理好情绪

心理学家认为，人的焦虑之源就是没有活在当下。饭桌上，如果总想着下一步的工作和某个与此时无关的事件，不但辜负了食物的美味，也辜负了胃。美国的一项研究发现，胃不是一个需要被不时填满的口袋，它需要与主人之间进行互动——吃饭的时候专心感受食物的味道和口感，这对于胃健康也是一件好事。那些边吃饭边思考问题的行为不可为，那些把商务谈判、工作会议带到饭桌上的做法不可取。另外，吃饭不要太快。细嚼慢咽是爱胃的重要原则。因为，胃毕竟是个以研磨为主要工作的器官，不要让它时刻处在“奋力工作”的过劳状态。

5. 积极戒烟

烟草对呼吸系统的危害已经是众所周知的事，但是，烟草中的有害成分对消化道和胃也一样是硬伤。调查发现，一天吸入25支烟以上的人，与不吸烟者相比，胃癌的发生率也增加20%以上。有研究发现丈夫每天吸烟20支以上，妻子患胃癌的概率较正常人增加2倍以上。

6. 养胃先健脾

中医将包括胃肠道等重要器官在内的整个消化系统称为“脾胃”。中医认为，脾胃是“后天之本”，我们的身体发育，体格健壮都与脾胃功能的健全有关。如果出现体质羸弱或虚胖乏力，中医大都认为与脾虚或脾胃失调有关。因此养胃应从健脾开始。山药、莲子、大豆、谷物、扁豆、薏苡仁、山楂、香蕉、大枣等都是健脾佳品。补益脾胃的中草药有人参、茯苓、黄芪、白术、甘草等，与食物配制成药膳效果更佳。要避免刺激性药物对胃黏膜的损害，如阿司匹林、消炎痛、可的松等，以及含有大黄、黄芩等成分的过于寒凉的中药，都不要长期服用。当出现胃部不适时，应咨询医生，切勿自己随便服药对付了事。

7. 规律三餐，一日一粥

养胃的第一条就要帮胃养成健康的工作节奏。对于成年人来说，规律三餐是最重要的。最好，三餐之间，适当吃点小食，为身体补充能量，又不至于让胃的工作量太大。最忌讳一次性吃大量食物(吃自助餐对于胃来说是具有挑战性的工作，尤其是肚子空了一天，只等这顿大餐的时候)。因此，工作再忙碌，也要坚持按时吃饭。专家认为，稀软温热的粥属于“养胃”佳品。如果可能，每天喝一次粥是最实惠简单的养胃妙招。针对不同的人群和不同的体质，可以在白粥中加入一些药材。如体质偏热者可用蒲公英、夏枯草煲粥；体质偏凉者可适当加党参、黄芪等。早餐吃牛奶燕麦粥，可以养胃和脾。晚餐吃小米粥，可以暖胃安神。周末或年节过后，吃玉米粥、南瓜大米粥等杂粮粥，还可以清肠胃。

8. 自我按摩提升胃动力

中医认为，适当的自我按摩可帮助改善胃功能。如每天早晚两次自我推拿胃腹部（两手相叠，于上腹部作顺、逆时针方向揉摩各30～50次）便能提高胃动力和免疫功能。另外，晚上睡觉之前，洗脚之后按摩足三里穴，也有显著的养胃功效。学习养胃偏方——脚趾抓地，中医认为人的第二和第三个脚趾与肠胃有关，因此经常练习“脚趾抓地”（连续做脚趾抓地的动作60～90次）或“脚趾取物”都可达到健胃的目的。

9. 每年一次内镜检查

对于消化内科的专家来说，除了问诊，比较可靠的就是消化内镜检查。胃镜能比较详细地了解消化道的健康状况，给医生的治疗提供值得信任的依据。目前，日本的消化科专家建议日本公民，凡超过30岁，有消化道癌症家族史并曾有胃部不适的人每年都需做一次专业的内镜检查，以降低恶性胃病的发生率。内镜检查是有一定的痛苦，主要是内镜通过咽部产生恶心的反射和注气产生腹胀的反应，一般检查十几分钟完毕。目前很多大医院都开展了无痛苦内镜检查的方法，而在胃肠镜检查前使用清醒镇静的方法，病人静脉输点药物即入睡，可能做个梦的时间就检查完了。

10. 做呼气试验

警惕幽门螺杆菌感染调查发现，我国是幽门螺杆菌感染的高发国家，据国内流行病学调查，成人中感染率达40%～80%。世界卫生组织（WHO）已将此感染列为生物致癌的重要因子。检查方法很简单，只要吹一口气（13碳尿素呼气试验）即可确定。呼气试验法对有无感染的准确率可达90%以上，目前全国各地医院大部分都有检查设备。有胃部不适症状的人应主动进行检查，阳性患者可服药治疗，一周根除率可达80%～90%，这对预防胃癌的发生有非常重要的作用。

第五节 肝对于男人的重要作用

男子汉一旦过了“而立之年”，健康状况往往出现较大滑坡，比如身体发福，体力、精力与性功能衰减等。此时，你该为身体做点什么呢？一些中年男人首先想到的是补肾，如果你真的这样做，就应了一句俗语：“捡了芝麻丢了西瓜。”

中医认为，肾为先天之本，上了年纪、肾偏虚的老年男性适当补肾无可厚非，而中年男人大可不必去凑这个热闹。肝脏却不同，它主疏泄、喜条达，以通为顺，如果肝气不舒，人体气血运行便会紊乱，引发消化失调、高血压等疾病。

《素问·六节藏象论》说：“肝者，罢极之本，魂之居也。其华在爪，其充在筋，以生血气。”此外，足厥阴肝经属肝络胆；足少阳胆经属胆络肝，肝胆解剖位置邻近，生理上相互联系，病理上相互影响，故肝与胆互为表里。肝的阴阳属性，根据其生理特点及所居位置有不同的说法。如《素问·六节藏象论》则认为肝是“阳中之少阳”。肝在五行属木，通于春气。

中年男人正处于事业与家庭兼顾的多事之秋，心理压力大，精神压抑，容易造成肝郁不舒、烦躁、易怒、焦虑、食欲不振等症状。另外，男人应酬多，嗜烟贪杯，加上肝炎病毒等的肆虐，往往祸及肝脏，“脂肪肝”、“病毒性肝炎”等肝病便会暗中盯上你。现代医学则更为看重肝脏与健康乃至生命的关系，医学专家将肝脏誉为人体内的“化工厂”，三餐吃下的营养物质都须经过它的代谢处理，将其转变成具有生物活性的蛋白质、脂类和糖原，供给全身器官需要。如果肝脏出了问题，将累及全身甚至威胁生命。

那么，具体如何做才能保护肝脏呢？下面介绍6个“养肝黄金法则”：

养肝黄金法则1：饮食护肝

饮食护肝有两大要点：一是优选食物供足养分，满足肝脏的各项生理需求；二是注意食品卫生，防止细菌、病毒入侵肝脏。

营养学家告诉我们，人体需要的蛋白质、脂肪、碳水化合物、维生素以及矿物元素等五大类养分，也正是肝脏所必需的。不过，肝脏对蛋白质、碳水化合物以及维生素需求较多，而脂肪过量有引起脂肪肝之虞，必须适当限制。

为此，建议将以下细节贯穿于每天的食谱中：

奶、蛋、鱼、瘦肉、豆制品等食品，每日膳食轮换安排，为肝脏提供足量优质蛋白。

适当食用葡萄糖、蔗糖、蜂蜜、果汁等易于消化的单糖与双糖类食物，以增加肝糖原储备。

酵母富含B族维生素，不可冷落。

果核中含有熊果酸，有降血脂康动脉粥样硬化，降低血糖的作用。如平时吃些鲜山楂，用干山楂泡水喝，或在炖肉时加入山楂，既调味，又能帮助消化。

绿茶清热解毒、消食解腻；菊花平肝明目；玫瑰花舒肝解郁。常饮这类茶水有益护肝。

枸杞滋补肝肾、养肝明目，或泡茶、或炖汤、或熬粥皆可。

常吃核桃仁、开心果之类的坚果，以疏肝理气、缓解焦虑。

有面色发黄、睡不好觉等肝气不足征候的人，不妨每周吃1次畜禽肝脏，以收到“以肝养肝”的效果。

忌食酒精和一切辛辣及刺激性食品。避免油炸及干硬食品。

清除食物污染，包括蔬菜、瓜果的农药残留；某些食品添加剂，如面粉增白剂、防腐剂；熏烤食物及变质食物，如烂姜、发红的元宵、长芽的土豆等。对策：尽量选购农药污染轻或不用农药的蔬菜，并多用清水清洗。吃瓜果削皮。尽量少吃或不吃含添加剂的食品，如罐头等。远离熏烤与变质食物。

多喝白开水。白开水要保持新鲜，每天3～4次，每次1小碗。白开水可增加循环血量，增进肝细胞活力，有利于代谢废物的排除而收到护肝之效。

养肝黄金法则2：睡眠护肝

睡眠时人体处于卧位，肝脏能享受到更多的血液浇灌，加上身体处于休息状态，肝脏的负担最轻，故高品质的睡眠护肝功效显著。反之，睡眠质量差，尤其睡眠障碍，容易累及肝功能。一种称为睡眠呼吸暂停综合征的睡眠障碍可引起肝脏损害。

睡眠综合征是指睡眠中因舌咽部狭窄和悬雍垂堵塞气道造成的呼吸短暂停止，严重者呼吸暂停时间可长达一分半钟以上。医学资料显示，患有严重睡眠呼吸暂停者约32%出现肝功能异常，肝功损害与呼吸暂停的严重程度呈正比。进一步研究发现，这种肝损害与睡眠呼吸暂停引起的缺氧和胰岛素抵抗有关。

不难明白，要提升睡眠质量，首要积极治疗睡眠障碍，如失眠、睡眠呼吸暂停综合征等。其次，晚间不要从事太过耗损脑力的工作，也不要熬夜，一些人之所以肝不好，经常熬夜与晚睡难辞其咎。中医认为，一天之中人的睡眠有两个时辰最重要，一是午时(上午11点到下午1点)，一是子时(晚上11点到凌晨1点)，这4个小时也是骨髓造血的时间，流经肝脏的血液最多，有利于肝功能修复。换言之，要把握好午睡与夜间睡眠，尤其是夜间睡眠，最好晚10点前上床，保证11点左右睡熟，为肝功能的修复做好铺垫。

养肝黄金法则3：运动护肝

积极从事体育锻炼是男人护肝的又一有效方法，因为运动既可削减超标体重，防止肥胖，消除过多脂肪对肝脏的危害，又能促进气体交换，加快血液循环，保障肝脏能得到更多的氧气与养料。

从护肝角度看，一要选好运动场地，以场地宽广、视野开阔、空气清新的地方为佳；二要选择好锻炼项目，以锻炼体力和耐力为目标的全身性低强度动态运动为好，如慢跑、快速步行(每分钟大约110～120步)、骑自行车、上下楼梯、爬坡、打羽毛球、踢毽子、拍皮球、跳舞、跳绳、游泳、打太极拳等。每天1次，每次持续20～30分钟，以运动后疲劳感于10～20分钟内消失为宜。

另外，护肝保健操也有裨益，做法是：

第一步，揉大敦穴。盘腿端坐，赤脚，用左手拇指按压右脚大敦穴(脚大趾甲根部外侧)，左旋按压15次，右旋按压15次。然后用右手按压左脚大敦穴，手法同前。

第二步，按太冲穴。盘腿端坐，用左手拇指按右脚太冲穴(脚背第一、二趾骨之间)，沿骨缝的间隙按压并前后滑动，做20次。然后用右手按压左脚大敦穴，手法同前。

第三步，揉三阴交穴。盘腿端坐，用左手拇指按压右三阴交穴(内踝尖上3寸，胫骨后缘处)，左旋按压15次，右旋按压15次。然后用右手按压左三阴交穴，手法同前。

第四步，推搓两肋法。双手按腋下，顺肋骨间隙推搓至胸前两手接触时返回，来回推搓30次。

养肝黄金法则4：情志护肝

调节情志，化解心中的不良情绪，使自己始终拥有一份好心情，有益于肝的养生保健。如果情绪波动，则可使体内荷尔蒙分泌失去平衡，导致血液循环障碍，影响肝的血液供应，使肝细胞因缺血而死亡，这就是中医所说的“忧伤脾，怒伤肝”。中医认为，在七情之中，最不利于肝的就是怒，怒可导致肝的疏泄失常，造成肝气郁滞，时间一长易惹肝病上身。

情绪护肝的核心是要学会制怒，即使生气也不要超过3分钟，尽力做到心平气和、乐观开朗、无忧无虑，从而使肝火熄灭，肝气正常生发、顺畅而长保健康。

养肝黄金法则5：休息护肝

中年男人每天主动找时间休息，就是对肝的最大钟爱。休息能降低体力消耗，减少糖原、蛋白质的分解及乳酸的产生，从而减轻肝脏的负担。万不可等到劳累感袭来才想到丢下手中的工作，这叫被动休息，此时体内的代谢废物——乳酸、二氧化碳等已积累较多，对肝脏已经造成了伤害。而主动休息，即在疲劳感出现之前就休息，体内积存的废物尚少，稍事休息即能完全清除，对肝的保护效果最佳。人到中年，勿做工作狂，要知道，肝脏最承受不住的就是过劳，特别是已患肝脏病的男人。几年前，英年早逝的著名画家陈逸飞就是一个前车之鉴，值得中年男人高度警觉。

养肝黄金法则6：防范肝脏的“天敌”

肝脏有不少“天敌”，首先是肝炎病毒。换言之，肝炎病毒乃是肝脏健康的首要敌人，它们常将罹患者拖入肝炎——肝硬化——肝癌的死亡之路。目前已发现甲、乙、丙、丁、戊、庚等六种型号肝炎病毒，其中尤以乙、丙、庚等型号最为凶险。最有效的手段是接种疫苗，如甲型、乙型肝炎疫苗。以甲型肝炎为例，疫苗应用近十年，受益者接近1亿人，致使该型肝炎的感染率以每年平均22%的速度下降，估计20年后可消灭此病。

其次是药物。资料显示，药物引起的肝损害约占住院病人的10%。在老人组，这一发病率更高。据法国报道，在50岁以上的“急性肝炎”病人中，43%系由药物所致。如阿司匹林、磺胺、青霉素、利福平等都是既常用又有害于肝的药物。即使那些看似安全的药物(如营养药、补药等)，也可因误用或滥用而给肝脏埋下隐患。故不要随便用药，尤其是口服药，几乎100%通过肝脏处理。即使是营养药或补药，也要接受医生的指导，不可自作主张，以免增加肝脏的负担。

最后是酒精。酒精是一种很奇特的分子，既能溶于水，又能溶于油，一旦进入人体便如鱼得水，无处不往，人体全身几乎没有它不能去的地方。首先倒霉的便是肝脏，因为酒精本身就含有毒性，足以伤害肝脏。脂肪肝是最早出现的征兆，只需豪饮几天便可以形成，接着导致“纤维化”，再变成酒精性肝病，随后情况就更糟了，最终发展到不可逆的“肝硬化”。对策：健康人尽量少饮，并以果酒等酒精含量低的为主，已患肝病则应滴酒不沾。另外，香烟中多种有害物可降低肝细胞的解毒功能，故以严格戒除为好。

第六节　婚后男人易得的病症

度过甜蜜的蜜月期，很多已婚男人开始有了新的苦恼：一些婚前不曾有的病悄悄找上门来。难道这些病就是结婚后必然的痛吗？

1. 婚后肥胖症

结婚是人生中最美好的一件事，但婚后很容易造成新婚夫妇的发胖，这就是所谓的“婚姻肥胖症”，造成婚后肥胖的主要原因如下。

结婚前，男女双方处于热恋期，爱情转移了很多人对美食的爱好，即使爱吃的人也会花更多时间在爱人身上，所以自然就会保持住好身材。婚礼前，每对新人都是战战兢兢的，为婚礼，　劳心费神，忙里忙外，根本无暇顾及美食，因此很少会有人在这时发胖。结婚后，男人开始为生活劳碌，很多人放弃了之前的锻炼习惯。另外，男人也结束了自己衣食随性的生活，生活开始安逸和稳定，自然就会发福。

在饮食习惯上，家庭成员之间往往相互影响，不知不觉间就会助长了肥胖。在家看电视，吃零食，成了许多夫妻最常见的消遣，自然就会发胖。有的丈夫或妻子有吃夜宵的习惯，不吃的另一方很容易就会被同化，这样肥胖自然难以避免。

压力会使人自然产生不能自控的食欲，尤其是对高糖、高脂食物的喜爱。结婚后，夫妻关系、孩子问题、未来发展、养家糊口等问题，让男人备受压力，而食欲因此而产生，大吃大喝之后，问题没有解决，体重反而降不下来了。

2. 婚后性欲减退

刚结婚的男人大多性欲较强，性生活积极主动，也多能体会到性高潮。不过，也有不少人出现了性欲减退，对此自己也不知何故，妻子往往不满，影响了正常的婚姻生活。如果不正视这个问题的话，就往往会伤害夫妻间的感情。婚后男人性欲减退，多出于以下几个原因。

（1）过度疲劳

生活压力过重，过度疲劳容易造成体质虚弱。这时男人往往没有性的欲望，只想好好休息。只要减轻了压力和疲劳，性欲自然就会恢复。

（2）身患疾病

如果男人患上了一些轻微的慢性病，很容易导致性欲不强。只有身体康复了，性欲才可能康复。

（3）夫妻感情不好

夫妻间感情不好，或出现性生活不和谐，就容易使人对性生活产生反感，导致性欲减退。这时，就需要双方沟通、协调和改进了。

3.婚后遗精次数增多

遗精是很正常的现象，正常男人每月遗精1～2次或偶尔多次，都属正常现象。婚后有了正常的夫妻性生活，遗精次数就会明显减少或停止。但如果在正常性生活下，仍然遗精，就要具体问题具体分析了。

如果新婚男人由于体内激素分泌旺盛，性冲动频繁，性欲强烈，每周1～2次性生活频率不能充分发泄性欲，通过遗精的形式“泄能”，当属正常现象；如果婚后性生活正常，但每月仍然有较多的遗精，就不正常了。婚后遗精主要有以下几种情况。

（1）夫妻分居

如果婚后性生活频繁，因夫妻暂时分居或其他原因导致性生活频率改变，同房次数减少，就很容易出现遗精。

（2）沉湎于性刺激

如果婚后思想上过于集中思考性问题，过多过滥接受色情刺激，使得大脑皮层存在持续的性兴奋，就很容易出现遗精。

（3）患有生殖系统炎症

如果婚前有生理性包茎，或患有尿道炎、前列腺炎等泌尿生殖系统疾病，没有得到及时治疗，局部炎症会刺激病变器官充血水肿，导致前列腺体分泌增多或阴茎在睡眠中勃起，就会引发遗精。

遗精并不会影响身体的健康，但如果婚后遗精次数过多，属于不正常现象，就要及时请医生诊治。

第七节 不可不防的“富贵病”

富贵病又称“现代文明病”，是人们进入现代文明社会，生活富裕后，吃得好、吃得精，营养过剩，活动量减少，从而产生的一些非传染性的流行病。男人是各种富贵病的易感人群。

便秘、肥胖、肠道癌、高血脂、动脉粥样硬化、冠心病、糖尿病、脑中风……这些病在贫穷的社会和贫穷人群是很少的，所以叫“富贵病”。对于男人来说，患上富贵病可一点都不幸福，它会极大影响以后的生活质量。下面，列出将常见的一些富贵病：

1. 高血压

高血压不仅可引起心脑血管疾病，而且由于动脉硬化症，使下半身血流减少，从而影响阴茎的勃起功能，会导致或加重勃起功能障碍；不少降血压的药物本身就有影响勃起功能的副作用，因此在选用降血压药时要注意到这一点。

2. 冠心病

冠心病与勃起功能障碍的关系较为密切，患病后病人的顾忌和畏惧心理可导致大脑皮层功能紊乱，进而影响性功能。高脂血症可引起动脉血管内皮脂质沉着，发生粥样硬化，也是导致勃起功能障碍的因素之一。

3. 糖尿病

糖尿病会引发血管和神经病变，是与勃起功能障碍关系最为密切的疾病之一，成年的男性糖尿病患者，大约有23%～75%的人会有不能勃起或勃起不能持久的问题。

4. 肥胖症

肥胖者过重的体重导致性生活不便，引起精神上的负担，并可引起心理方面的问题。富贵病的发生和发展同都市人的不良生活习惯有着十分密切的关系，吸烟、酗酒、人际关系紧张、缺少体育锻炼、膳食结构不合理，以及不良的环境和遗传因素等，都是诱发富贵病的罪魁祸首。

男人要预防富贵病，可以从以下几个方面做起：

（1）要告别不良嗜好，杜绝烟、酒；

（2）要养成良好的饮食习惯，多吃低盐、低糖、低脂肪食物，多吃新鲜蔬菜和水果，并且要做到“八分饱，活到老”。饮食之道，并非多多益善，而是要家常简单。好吃的东西是诱人，但肚子是自己的，命是自己的。

（3）减缓都市紧张生活节奏，调整生活、工作方式，做到张弛有度，劳逸结合；

（4）积极参加体育锻炼(尤其是跑步)，以提高身体素质，抵抗疾病侵袭。锻炼应该定期、定时为好，而且不能过度，要持之以恒，细水长流。“户枢不蠹，流水不腐”。

（5）做定期体检，可有效地把富贵病的早期苗头扼杀在萌芽之中。

第八节　糖尿病对男人健康的危害

糖尿病是一种非常古老的疾病，中医称为“消渴”，即消瘦烦渴之意。现代医学认为，糖尿病是一种常见的内分泌疾病。

“糖尿病”一名是从西医流传到中国的，而中国传统医学的消渴病即我们今天所说的糖尿病。中医对于消渴的记载始见于《黄帝内经·奇病论》。中医所论消渴，肺热伤津、口渴多饮为上消；胃火炙盛、消谷善饥为中消；肾不摄水、小便频数为下消。肺燥、胃热、肾虚并见，或有侧重，而成消渴，缺一而不能成此病。

糖尿病的成因是由于人体内胰岛素绝对或相对缺乏而引起血中葡萄糖浓度升高，进而糖大量从尿中排出，导致出现多饮、多尿、多食、消瘦、头晕、乏力等症状，进一步发展则会引起全身各种严重的急、慢性并发症，严重威胁身体健康。

糖尿病通常分为①型糖尿病和②型糖尿病两种。①型糖尿病又叫青年发病型糖尿病，常在35岁以前发病，占糖尿病的10%以下。②型糖尿病也叫成人发病型糖尿病，多在35岁之后发病，占糖尿病患者90%以上。这种患者体内产生胰岛素的能力并非完全丧失，有的患者体内胰岛素甚至产生过多，但胰岛素的作用效果却大打折扣，因此患者体内的胰岛素相对缺乏。

男性糖尿病患者出现性功能障碍也是较为普遍的症状。这种性功能障碍的特点是渐进的，发病隐匿，早期不易被发觉，一般会在糖尿病发病数年后才有较明显症状，早期只表现在勃起所需时间的延长或缩短，勃起的坚度有轻、中度的降低。但性欲、性交、射精和性欲高潮等常常都不会受到影响，所以不易觉察。随着糖尿病的逐渐加重和并发症的出现，就会发展为早泄、射精过快和阳痿等性功能障碍。

糖尿病引发性功能障碍的原因虽尚未完全明了，但可能与以下几种因素有关：

首先，糖尿病的高血糖状态主要会损害全身的大小血管，如果血管病变累及阴茎海绵体小血管，就会导致阴茎不能正常充血而勃起；如果影响到供应睾丸血液的血管，睾丸的功能也会减退。

其次，高血糖还可引起糖尿病患者的神经病变，如果累及支配阴茎勃起的盆腔植物神经，还会出现逆行射精或阳痿。

最后，糖尿病人常会伴有高血压、冠心病和脑血管病等，服用的抗高血压药、利尿剂等也影响性功能。而且糖尿病到目前为止还是个终身病，患病后难免会感到精神紧张，情绪低落，这也会间接影响性欲，再加上服一些抗抑郁药，两者都会加重性功能的减退与降低。

糖尿病引发的性功能障碍现在比较常见，但真正认真就医者却不多，可能是羞于启齿的原因。一般认为糖尿病引发的性功能障碍治疗是较困难的，因为它的出现是渐进性的，开始没有明显症状，出现明显症状时就诊大多已不可逆转了。所以糖尿病患者一定要长期平稳地控制好血糖，控制性功能障碍并发症的出现。

对任何糖尿病患者，控制饮食都是根本的治疗措施，在一些轻型糖尿病患者的病例中，甚至单靠饮食就能达到基本治愈的目的。糖尿病人的饮食应该遵循以下几个原则：

1. 按病情饮食

平时尽量吃低热量食物，多吃含糖量低的蔬菜水果。一日三餐，膳食的热量分配按早1/5、午2/5、晚2/5的比例安排食物量；有条件还可少量多餐，更有利于减轻每次进餐的糖负荷。

2. 禁食含糖量高的食物

禁食含糖量高的食物，即使进食含糖量较高的水果也要视病情而定，病情不稳定或严重时不要吃；控制得较好时，可少吃一些，而且要观察对尿糖、血糖的影响，一旦发现血糖增高，就不能再吃了。

3. 坚持低糖、低脂、正常蛋白的饮食原则

即使控制饮食，饮食也要做到科学合理。食物一般分粗、细两种。普通糖尿病患者每天主食(碳水化合物)供应量应为250～400克，副食中蛋白质30～40克，脂肪50克左右。肥胖型糖尿病人每日主食控制在150～250克，脂肪25克，蛋白质30～60克。此为低糖、低脂、正常蛋白饮食。高蛋白饮食适合长期消耗性疾病的糖尿病患者，每日主副食蛋白质总量不能低于100克；注射胰岛素的患者，主食可放宽到450～500克，其他副食也要酌情供应。

运动能让人身心健康，糖尿病患者适当运动也能有效缓解病情。下面介绍三种最适合糖尿病人的小运动：

1. 快慢步行

可采取快慢结合的方式，先快步行走5分钟，然后慢速行走5分钟，然后再快行，如此反复进行。步行速度可根据自己的情况把握，身体状况好的轻度肥胖患者，可每分钟走120～150步；不太肥胖的患者可每分钟走110～115步；体弱者可慢速步行，每分钟走90～100步。开始每天步行半小时即可，以后可以逐渐增加到每天1小时，早晚两次进行。

2. 蹲下起立

开始每次做15～20次，以后可增加至100次。

3. 仰卧起坐

开始时每次做5次，以后逐渐增加至20～50次。也可以躺在床上，分别运动上、下肢，做抬起放下、左右分开等动作。躺在床上运动适合体质较弱的患者。

第九节 中年男人谨防痛风病

以前的人们把痛风叫做“帝王病”，痛风的发病率曾经非常低，但是，自从20世纪90年代以来，我国的痛风发病率可以说是与日俱增，而且病人年龄开始呈现低龄化，现在痛风病人大多都是平时应酬多、运动少且多伴有肥胖的男性。

痛风病是西医的叫法，但中医亦有“痛风”病名，且历代医家有所论述。元朝名医朱丹溪的《格致余论》就曾列痛风专篇，说：“痛风者，大率因血受热已自沸腾，其后或涉水或立湿地……寒凉外搏，热血得寒，汗浊凝滞，所以作痛，夜则痛甚，行于阳也。”明·张景岳《景岳全书·脚气》中认为，外是阴寒水湿，今湿邪袭人皮肉筋脉；内由平素肥甘过度，湿壅下焦；寒与湿邪相结郁而化热，停留肌肤……病变部位红肿潮热，久则骨蚀。清·林佩琴《类症治裁》：“痛风，痛痹之一症也，……初因风寒湿郁痹阴分，久则化热致痛，至夜更剧。”同时现代医学所讲的痛风还相当于中医的“痛痹”、“历节”、“脚气”等症。

中医对痛风病因与发病机制的认识有以下几方面：

（1）素体阳盛，脏腑蕴毒：脏腑积热是形成毒邪攻入骨节的先决条件，积热日久，热郁为毒是发生本病的根本原因。

（2）湿热浊毒，留注关节：湿热浊毒，根于脾胃，留滞经脉，壅闭经络，流注关节，若正虚邪恋，湿毒不去，循经窜络，附于骨节，形成痰核，坚硬如石。所以湿热浊毒是形成痛风石的主要原因。

（3）脾虚为本，湿浊为标：素体脾虚加之饮食不节，损伤脾胃，运化失调，酿生湿浊，外注皮肉关节，内留脏腑，发为本病。

（4）外邪侵袭：外邪留滞肌肉关节致气血不畅，经络不通，不通则痛，久则可致气血亏损，血热致淤，络道阻塞，引起关节肿大、畸形及僵硬。

早期发现痛风最简单而有效的方法，就是检测血尿酸浓度。对人群进行大规模的血尿酸普查可及时发现高尿酸血症，这对早期发现及早期防治痛风有十分重要的意义。在目前尚无条件进行大规模血尿酸检测的情况下，至少应对下列人员进行血尿酸的常规检测：

（1）60岁以上的老年人，无论男、女及是否肥胖。

（2）肥胖的中年男性及绝经期后的女性。

（3）高血压、动脉硬化、冠心病、脑血管病（如脑梗死、脑出血）病人。

（4）糖尿病（主要是Ⅱ型糖尿病）。

（5）原因未明的关节炎，尤其是中年以上的病人，以单关节炎发作为特征。

（6）肾结石，尤其是多发性肾结石及双侧肾结石病人。

（7）有痛风家族史者。

（8）长期嗜肉类，并有饮酒习惯的中年以上者。

凡属于以上所列情况中任何一项的人，均应主动去医院做有关痛风的实验室检查，以及早发现高尿酸血症与痛风，不要等到已出现典型的临床症状（如皮下痛风结石）后才去求医。如果首次检查血尿酸正常，也不能轻易排除痛风及高尿酸血症的可能性。以后应定期复查，至少应每年健康检查一次。这样可使痛风的早期发现率大大提高。

痛风的“痛”在发作之前没有什么征兆，一旦痛起来却又非常厉害，可以说是关节炎症中最痛的一种。不少人会半夜痛醒，感觉像刀割一样，只要周围有风轻微流动，就会痛得更加厉害，如果稍微活动一下关节，病人会痛得哇哇乱叫。

那么，这种痛从何来？这是人体的一种叫做嘌呤的物质代谢出了问题，它的代谢产物尿酸在体内过多沉积，结果在关节处形成了结晶，引发了炎症。痛风刚开始时往往是一个脚趾关节痛，然后渐渐发展到全身关节。痛风虽然表现在关节，但对身体的影响却是全面的，在进一步发展中也会影响到其他内脏器官。此外，尿酸的结晶也会沉积在肾脏中，形成肾结石，最终造成肾功能损害。

痛风的患者中，男女比例为10∶1，由于女性体内雌性激素能够促使尿酸的排泄，患上痛风的概率比男性要低得多。但更年期过后，女性的雌性激素水平大大降低，对痛风的防治也不能麻痹大意。男性患者中，虽然中年男子居多，但如今患者已呈现年轻化趋势，已有不少20岁左右的年轻人加入了“痛风”的队伍。

男性喜饮酒、赴宴，喜食富含嘌呤、蛋白质的食物，使体内尿酸增加，排出减少。有医生统计，筵席不断者，发病者占30％，常吃火锅者发病也多。这是因为火锅原料主要是动物内脏、虾、贝类、海鲜，再饮啤酒，自然是火上添油了。调查证明：涮一次火锅比一顿正餐摄入嘌呤高10倍，甚至数十倍。一瓶啤酒可使尿酸升高一倍。高血压病人患痛风可能性会增加10倍。痛风与糖尿病一样是终身疾病。关键是自己控制饮食，多食含“嘌呤”低的碱性食物，如瓜果、蔬菜，少食肉、鱼等酸性食物，做到饮食清淡，低脂低糖，多饮水，以利体内尿酸排泄。

另外，在痛风病人中，那些成功的老板特别多。他们平时工作压力大、起居不规律，且出门都是汽车代步，干体力活又少，根本没有时间进行体育锻炼。在应酬时又多是大鱼大肉、大量饮酒，而肉类和海鲜都是高嘌呤食物，易形成尿酸结晶。既然痛风和饮食有关，那么控制饮食才是治疗痛风的基本措施。控制饮食虽然说起来很简单，又没有任何副作用，但很多人难以做到，因为这要随时抵抗“香甜可口”的诱惑，并坚持到底。

1. 减少高嘌呤饮食

食物中摄取的嘌呤在体内几乎都转变成尿酸，因此减少食用高嘌呤食物才是最重要的。含嘌呤较多的食物有：动物内脏，如肝、脑、肾、肠等；海产品，如鱼、虾、蟹、贝壳等；肉类，如猪、牛、羊、鸡肉等；豆类或豆制品也含有一定量的嘌呤。

2. 戒酒

酗酒是诱发痛风的重要原因之一。所有的酒类，包括红酒、白酒、啤酒都能促使痛风的发生和发展，因为饮酒时，常常伴随含嘌呤丰富的食物，而乙醇代谢可以使血乳酸浓度升高，抑制肾脏对尿酸的排泄；另外，乙醇还能促使腺嘌呤核苷酸转化而促使尿酸增多。

如果能够早期诊断，且病人能够按医嘱治疗，现代治疗方法能使大多数痛风病人过上正常生活。对痛风晚期的病人，痛风石可以溶解，关节功能可以改善，肾功能障碍也可以改善。30岁以前出现初发症状的痛风患者，其病情更为严重。大体上20%痛风病人发生尿酸或草酸钙结石。并发症有尿路梗阻和感染，并有继发性肾小管间质病变。未经治疗的进行性肾功能障碍常常与合并高血压，糖尿病或其他一些肾病有关，可进一步导致尿酸盐排泄障碍，这不仅能加速关节内的病理进程，同时也是对生命的最大威胁。

第十节　冠心病是男人的大敌

冠心病的发病率现在逐年上升。冠心病已经不再是老年人的专利了，体重超重、吸烟、缺乏运动、事业繁忙的中年人，尤其是中年男人，如果患有高血压、高血脂、糖尿病等疾病，更要警惕冠心病，应定期到医院做正规的冠心病排除检查，做到早预防、早诊断、早治疗。

冠心病一名也是来自西医，但早在古代的众多中医典籍中对冠心病的症状早有记载。如：《伤寒论》中记载有大量类似冠心病的心绞痛、心律失常的表现的临床症状："心悸"、"脉结代，心动心悸"、"心下逆满，气上冲胸"等，并提出了温阳、温通、温利等治则，为冠心病的治疗提供了临床依据。

冠心病严重危害着人们的健康，因此预防冠心病、降低冠心病的发病率就显得尤为重要。尤其对于不太关注自己健康的中年男人来说，更应该将预防冠心病当做维护日常健康的关键因素。冠心病的发病原因主要有以下几种：

高血压。血压持续增高，冠心病的发病率就会明显增高。

血脂异常与动脉粥样硬化。血脂异常与动脉粥样硬化的发生和发展有密切关系，而动脉粥样硬化又是引起冠心病、脑血管病、肾动脉硬化及周围血管硬化等疾病的主要因素。

糖尿病。糖尿病病人冠心病的发病率及死亡率远比无糖尿病患者高，且发病早。

肥胖。一般来说，体重超过正常的20%，发生冠心病的概率就会增高。尤其在短期内明显出现体重增加者，动脉粥样硬化会容易急剧恶化。

吸烟。吸烟可引起红细胞中的一氧化碳含量增高，使动脉壁的含氧不足，促使组织释放过多的儿茶酚胺，引起血小板聚集，从而诱发冠心病。

遗传因素。有高血压、冠心病和糖尿病家族者，其冠心病的发生率会明显增加。

个人性格。如果个人属于易激动、进取心强或有好胜心的A型血性格者，比较容易发病。

那么，中年男人应该如何预防冠心病呢？可以从下面几方面入手：

1. 合理膳食，控制血脂增高

防治冠心病的重要条件是控制热量，限制脂肪和胆固醇的摄入量。饮食应以清淡、富有蛋白质和维生素、低脂肪、低胆固醇、低糖、低盐食物为主，维持理想的体重。

2. 控制糖尿病

糖尿病患者发生冠心病的概率远比正常人高，约占糖尿病死亡原因的70%以上，可见糖尿病引起的脂肪代谢紊乱为动脉硬化的重要因素。所以说，控制糖尿病对预防动脉硬化至关重要。

3. 从事体力活动

从事体力活动少、脑力活动紧张、工作压力大的职业，容易患冠心病。不过经常进行适当的体育锻炼，如散步、做广播操、打太极拳、练气功、打门球等，可促进脂肪的代谢，降低血脂和胆固醇，促进冠状动脉的侧支循环，改善心肌供血。

4. 杜绝吸烟

中年男人大多都有吸烟的习惯。吸烟的危害是多方面的，不仅损害呼吸道，还容易引起心脏的病变。香烟中的尼古丁和二氧化碳，可使心率加快，血压升高，增加心肌的耗氧量，从而引发冠心病。因此我们呼吁吸烟的朋友最好戒烟。

5. 安排好工作和生活

步入中年的男人，平时应保持良好的生活起居习惯，不要突然改变生活节奏和生活规律；养成早睡早起的好习惯，保证睡眠充足。同时，还应该保持乐观、愉快的心情，遇事豁达，喜不极乐，悲不伤感，防止情绪过分激动。

6. 饮食进行辅助调治

冠心病患者的晚间保健非常重要，晚餐应以清淡食物为主，而且夜间还需注意补足体内水分，每晚喝上三杯水：第一杯水可在睡前半小时喝；第二杯可在凌晨2时左右喝；而第三杯水则应安排在清晨醒后喝，因为起床后的2～3小时是冠心病的危险期，所以及时喝上一杯凉开水，可以稀释黏稠的血液，改善脏腑器官血液循环，防止病情发作，同时还有利于胃和肝肾代谢，增加胃肠蠕动，促进体内废物排出。

在中医看来，冠心病的病因为七情内伤，饮食不节，年老体衰，结果导致心肝肾脾等脏腑亏损，胸中阳气不足，气机不畅，血瘀不通。因此在治疗上除选用适当的药物外，还可通过一些饮食疗法进行辅助调治。

用山楂5个，蜂蜜1匙，玉米面50克。将山楂切碎，用蜂蜜调匀，然后将玉米面煮粥，将调好的山楂加在玉米面粥中服食，每日2次。

芹菜根5个，红枣10个，水煎服，食枣喝汤，每日2次。

水发海带25克，粳米100克。将海带与粳米同煮成粥，加盐、味精、麻油调味，每日早晚服食。

鲜葛根100克，粳米100克。将鲜葛根切片磨碎，加水搅拌，沉淀取粉，将葛根粉30克与粳米煮粥，每日早晚服食。

菊花、生山楂各15克，用开水冲泡，每日1剂，代茶饮。

荷叶、山楂叶各适量，开水浸泡，代茶饮。

粳米100克，红枣5枚，制首乌60克，冰糖适量。将制首乌煎取浓汁，去渣后与粳米、红枣同入砂锅煮粥，粥成时放入冰糖调味，再煮沸即可。每日2次，10日为一疗程，间隔5日再服。

紫皮蒜30克，粳米100克。将蒜置沸水中煮1分钟后捞出，再将粳米煮粥，粥煮好后将蒜放入粥中略煮。早晚食用。

7. 中医按摩治疗

长期以来，人们认为只有药物才能减轻或缓解冠心病的症状。其实不然，按摩对冠心病患者症状的缓解和消除也有一定的辅助作用。按压内关穴对减轻胸闷、心前区不适及调整心律等都有所帮助，而按摩胸和拍心对消除胸闷、胸痛也都有一定的效果。腹式呼吸时，横膈运动还能帮助改善胸腹腔的血液循环，起到按摩心脏的作用，从而改善心脏本身的营养和血供。祖国医学在长期的实践中发现，按摩疗法对防治冠心病也有一定疗效，具体手法如下：

内关。以一手拇指指腹紧按另一前臂内侧的内关穴位(手腕横纹上两指处的两筋之间），先向下按，然后再做向心性按压，两手交替进行。对心跳过快者，手法应由轻渐重，同时可配合震颤和轻揉动作；对心跳过慢者，则应用强刺激手法。平时则可按住穴位，左右旋转各10次，然后紧压1分钟。心绞痛严重者，可加按心俞、膻中穴，以宽胸、理气、止痛；气急、胸闷者，可加按肺俞、定喘穴，以宣肺降气；脉微沉细者或慢性心衰浮肿者，可加按复溜、阴陵泉，以利水消肿；阳亢者可加按合谷、太冲穴，以平肝潜阳。

摩胸。用一手手掌紧贴胸部，由上向下按摩，两手交替进行，各按摩32次。注意，按摩时应脱去衣服，不宜隔衣按摩。

拍心。用右手手掌或半握拳拍打心前区，拍打48次，拍打轻重以感到舒适耐受为宜。

第十一节　男人也需要“排毒”

很多男人一提起排毒，就是一脸的不屑，他们认为排毒是女人的专利。男人不用养颜也就无须排毒。殊不知，男人，特别是年过中年的男人，是更需要排毒的人群。

为什么说男人更需要排毒呢？这是因为男人喜抽烟喝酒，还有忙不完的应酬让其成天“胡吃海喝”，事业的奔波则让男人每天置身于被高度污染的环境里，因此，男人吸进的毒物可能比女人多得多，也需要排毒。

排毒的目的不只是养颜，更重要的是保证身体的健康。如今的男人有几个不抽烟、不喝酒、不应酬的？事业上的奔波，生活中的劳累，激烈的社会竞争，挫折与烦恼，对男人都是考验。男人对于自身的生理、心理状态和健康，顾及得很少。因此，男人更需要关心，男人更需要减压，男人更需要排毒。

男性体内的烟毒、酒毒和过多的肉类食品造成体内毒素堆积，表现形式是记忆衰退、臃肿不适、注意力不集中、食欲不振、面色无华、失眠、容易疲劳等，这是身体代谢不畅的表现。当今，男人在三、四十岁就患了脑中风的已司空见惯。而年轻男人中由于工作的压力过大而患神经衰弱、便秘的人也是比比皆是。为了男人的尊严，许多人还在硬撑着，对于有限的精力和健康来说，这样的做法无疑是涸泽而渔，待到年纪稍大时便会尝到苦果。

男士要排毒，首先，应注意多吃水果、蔬菜，因为水果、蔬菜含有丰富的纤维素，是人体的“清道夫”，可以帮助排除体内的毒素，减少毒素留在体内的时间；其次，每天补充1粒维生素丸，如维生素C、维生素E等抗氧化剂，可以帮助消除体内的自由基，抗衰老，还能增强免疫力；最后，每天要喝8杯水，排除体内毒素。

应该承认，随着社会的进步，饮食保健也应引起男人的重视。男人的压力在增大，他们更应该珍重自己，以健康的体魄、充沛的精力来迎接方方面面的挑战。

男人更需要排毒，天然食物有最好的排毒效果。日常饮食中注意多摄入富含膳食纤维的食物，如黑木耳、海带、菌类、含纤维素较多的蔬菜等。如有的男人已经有了中毒症状，如便秘、高血压、肥胖、早衰、青春痘、口臭、胃肠炎等，坚持服用膳食纤维等食物，可明显地感觉到身体种种症状消失，并渐渐地恢复到健康状态，从而去感受高品质的生活。

第十二节 男人应小心“过劳”

“过劳死”最简单的解释就是超过劳动强度而致死，是指“在非生理的劳动过程中，劳动者的正常工作规律和生活规律遭到破坏，体内疲劳蓄积同时向过劳状态转移，使血压升高、动脉硬化加剧，严重到会出现致命的状态。

被人们称为“精英”的男人大多是年龄在30～45岁、受过高等教育、有一定的社会地位、事业有成的男性；他们具有坚毅、有魄力、善于学习的优秀品质，他们有能力提高生活的质量；这些“精英”正是这个社会的中坚力量，正开始形成一个社会的稳定阶层。而一般人不容易看到他们所谓的“背后的故事”，生活其实不堪重负，无论是房子、存款还是一辆车，都有可能把一个男人彻底压垮；而“过劳死”也已经不再是遥远的传说。

自从第一件“精英男过劳死”案件被媒体曝光算起，前前后后又发生过多少相似的悲剧？也许就连网站上也查不到具体的数字。这个社会的精英正在以这样的状态消逝于世……

杨某某是人们公认的那种“精英男”，他拥有高学历、高收入，过着高质量的生活，可是他现在最羡慕的应该是真正“朝九晚五”的生活，有规律的上班下班，还能和朋友一起聚会。虽然他的工作算起来也是有条不紊的，但是别人开始休息的时候，他的工作才进行到一半，也就是说他的一天总是比别人相对长很多。

加班加点地工作是他认为珍惜时间的表现，一直保持一种前进的姿态；没有休息的时间，因为随时都会有人超过自己；从小他接受的教育就是“不甘人后”。他说他在网上看关于过劳死的报道，也感到后怕和恐慌，因为他正过着一模一样的生活。但是要改变自己的生活模式也并非容易的事情，对此他感到无能为力，他说他自己很清楚，他已经提前进入了中年，没有一点年轻人的风范，而且似乎看到了自己未来的命运，充满着一种悲观的宿命论，和平时雷厉风行的工作完全不一样。

尽管劳动法明确规定劳动者每日工作时间不超过8小时，平均每周工作时间不超过44小时，但是现在工作时间超过50小时都属于正常的状态，而且在发达的城市，工作强度和压力也相对大，很容易对工作产生倦怠。因为工作时间长，劳动强度加重，心理压力大，存在精疲力竭的亚健康状态，由于积重难返，将突然引发身体潜在的疾病急性恶化，救治不及时而危及生命。

人在疲劳、精神压力过大的情况下，机体的抵抗力和免疫力会下降，容易患病；工作上的压力以及加班的疲劳可能会影响人的身体状况，乘虚而入的疾病才是夺去年轻生命的罪魁祸首。

无法否认，过度劳累给人体带来了巨大健康隐患，而过多频繁发生的事实，也让正在城市奋斗的精英们充满心理阴影，但是又没有办法停止自己追逐的脚步；终日生活在惶恐之中的精英，身心都无法得到轻松，大部分人坦言，自己的生活脱离了正常的轨道，而自己也没有体会到功成名就的快乐，随着时间的推移，他们更怀念单纯的简朴生活，向往大自然。

“过劳模”一词早已广泛流传。很多人面对繁忙的工作和竞争压力，感到精神不振、身心疲惫。资料显示，我国越来越多的都市人群处于“亚健康”状态，他们中有65%的人每周工作超过50个小时，46%的人睡眠不足……在光鲜的外表下，他们正承受着生命不能承受之重。

许多精英及公众人物的病逝，在观众中引起很大震动——他们都是工作“过劳”。在这些警示下，越来越多白领意识到“养生”的可贵：寻找一方心灵的净土，暂离工作，松弛神经，正成为一种流行。

据世界卫生组织调查，全球约有35%的人处于非健康状态，而在“亚健康”人群中，中年男性所占的比例高达75%。中年是人生中的一个非常时期，中年男人肩负着家庭、职业的双重重担。而这一时期，正是男人的身体素质由盛转衰的当口，稍不注意，身心极易患上各种疾病，而过度劳累则是催发各种疾病的因素。随着生活节奏加快，过度劳累已经成为中年男人健康的杀手。

从劳累到过劳，是一个漫长的过程，也有因过劳而直接死亡的。所以，中年男人需要时检查一下自己是否有过劳的倾向：

“将军肚”早现。大腹便便既是成熟的标志，也是高血脂、脂肪肝、高血压、冠心病的伴侣。

脱发、斑秃、早秃。每次洗头都有一大把头发脱落，这是工作压力大、精神紧张所致。

频频去洗手间。说明消化系统和泌尿系统开始衰退。

性能力下降。中年人过早出现腰酸腿痛、性欲减退是身体机能整体衰退的第一信号。

记忆力减退。开始忘记熟人的名字。

心算能力越来越差。

做事经常后悔，易怒，烦躁，悲观，难以控制自己的情绪。

注意力不集中。集中精神的能力越来越差。

睡觉时间越来越短，醒来也不解乏。

经常有头痛、耳鸣、目眩，检查也没有结果。

具有上述两项或两项以下者，为警告期，目前尚不必担心；具有三至五项者，为“红灯”预报期，说明已经具备“过劳”的征兆。具有六项以上者已进入危险期，可定为“综合疲劳征”，“过劳死”随时可能出现。

俗话说得好：动则不僵。经常锻炼可以远离“过劳”。研究表明，人到30岁以后，每过10年心脏排血能力就下降6%～8%，血压上升5%～6%，肌肉组织减少3%～4%，每天脑细胞递减以千万计。这是人体生理发育的必然规律。经常锻炼身体的人，肌肉的萎缩和力量的减退可推迟10～20年，血压可保持稳定的正常水平；运动还能推迟神经细胞的衰老，帮助废物排除，从而起到防癌抗癌作用；长期坚持健身跑和做体操，人体的新陈代谢和工作能力会大大加强。

（1）早晨醒来，应该先花费5分钟左右的时间赖床——侧卧并深呼吸、打哈欠、伸懒腰、活动四肢，然后再慢慢坐起、穿衣、下床。如果醒来后立即起身，容易引发心脑血管疾病，甚至造成意外死亡。

（2）有几种水最好别喝：装在暖水瓶里几天的开水、反复煮沸的开水、水龙头里停用一夜的“死水”、隔夜茶。

（3）研究证明酒后立即洗澡，体内储存的葡萄糖在洗澡时会被体力活动消耗掉，因而糖含量大幅度下降，同时，酒精抑制肝脏正常活动，阻碍体内葡萄糖储存的恢复，加上洗澡时出汗，容易引起有效循环血容量不足，导致虚脱。

（4）每天都适合食用的食物：蜂蜜，每天早晨空腹吃一勺蜂蜜，能安五脏，止痛消毒，坚持吃能防止血管硬化；大蒜，有很强的杀菌、抗菌作用；红枣营养丰富，含有丰富的糖、维生素、矿物质；生姜能促进血液循环，帮助消化；花生含有人体所需多种氨基酸，常吃有助于提高记忆力。

（5）不要憋尿：人在憋尿时，全身处于高度紧张状态，胃肠和交感神经会发生暂时性紊乱，血压明显增高。

因此，中年男人在发现病变后，除积极治疗外，必须注意身心的调整。多给自己一些时间，或旅游，或锻炼。人体在锻炼的时候，大脑可以分泌出一种抗抑郁的物质，使人心情愉快。实践证明，积极锻炼、合理作息、合理膳食、戒烟限酒、心理平衡是中年人恢复体力、减缓压力、保持旺盛精力的最佳方式。

第二章

小病不治成大病

失眠、口臭、健忘、便秘……这些也算病吗？算吧，去看医生都不知道该怎么形容，而且身边的人好像多多少少也都有这样的问题，难道大家都有病？不算吧，平时没事还好，发作时实在是折磨人。其实，这些问题不是很严重的话确实可以靠自己调养来解决，但小毛病中可能藏着大疾病的隐患。所以，男人的小毛病要早治，切不可忽视。

第一节　失眠是男人健康的梦魇

睡眠是维持人体生命极其重要的生理功能，犹如水、食物一样对人必不可少。失眠是健康的大敌，要引起足够的重视。许多男人错误地认为失眠障碍不会影响人的健康而延误治疗，殊不知长期失眠大脑功能就会紊乱，对身体造成多种危害……

失眠是睡眠障碍的表现之一。产生睡眠问题的原因很多，如某种睡眠障碍、躯体疾病、情感因素、生活方式(过多饮用咖啡和浓茶)以及环境因素(噪声、拥挤或污染)等等。

1. 身体原因

躯体疾病和服用药物可以影响睡眠。如消化不良、头痛、背痛、关节炎、心脏病、糖尿病、哮喘、鼻窦炎、溃疡病，或服用某些影响中枢神经的药物。

2. 精神原因

可能的原因有压力很大、过度忧虑、紧张或焦虑、悲伤或抑郁、生气，容易出现睡眠问题。

3. 生活方式

由于生活方式引起睡眠问题也很常见。如饮用咖啡或浓茶、晚间饮酒、睡前进食或晚饭较晚造成满腹食物尚未消化、大量吸烟、睡前剧烈的体力活动、睡前过度的精神活动、夜班工作、白天小睡、上床时间不规律、起床时间不规律。

4. 环境因素

5. 吵闹的睡眠环境、睡眠环境过于明亮、污染，过度拥挤。

失眠严重影响身心健康，主要表现为：

（1）身体免疫力下降，对各种疾病的抵抗力减弱；健康的体魄来自睡眠，一个健康的人，其免疫力较强，能够抵御各种病原微生物的侵扰，不致患病。而失眠多梦，容易导致内分泌失调，降低人体免疫力。

（2）身体容易出现衰老症状，过早衰老，缩短寿命。失眠使机体抵抗力下降，降低身体素质，加速衰老，引发多种疾病，缩短人的寿命。睡眠时间为7～8小时者寿命最长，睡眠时间减少寿命也会随之缩短。

（3）长期失眠会引发高血压、心脏病、高血脂、老年性痴呆。记忆力减退、头痛。失眠后往往会导致白天精神不振，头昏脑涨，耳鸣。导致健忘，神经衰弱等。

（4）影响工作、学习和生活。失眠往往导致白天精神不振，工作效率低，紧张易怒，与周围人相处不融洽，抑郁、烦闷、严重的还会导致悲观厌世。

（5）植物神经功能紊乱，长期失眠造成注意力不集中，思维能力下降，产生抑郁、焦虑、精神紧张等情绪，大脑皮层功能失调，引起植物神经紊乱，严重者形成精神病、神经官能症等。

睡眠的好坏与人的心理和身体健康息息相关。男人预防睡眠障碍，可采用以下方法：

1. 改善睡眠的“硬件”

睡眠用具：床铺的硬度宜适中，过硬的床铺会使人因受其刺激而不时翻身，难以安睡；过软的床铺会使人睡觉时脊柱处于弯曲状态，易造成内脏挤压，也难以安睡。

睡觉姿势：有心脏病患者的人，最好右侧卧，减少心脏受压；血压高的人，应适当垫高枕位，减少脑部血液；肺部疾病者，可经常改换睡姿，利于痰液排出；总之，选择舒适、适合病情的睡姿，有助于安睡。

睡眠时间。一般应维持在7～8小时，40岁以上男人建议在晚上10点前入睡，有助于安眠。

2. 保持平静的心态

中年人的睡眠质量是最差的，整天为事业发愁，为家庭父母儿女发愁，为诸事缠身发愁，为身体衰退发愁。长此以往，发愁加重了睡眠障碍，而睡眠障碍不但使愁更愁，更降低了身体素质。

因此，保持平静的心态是中年人维持良好睡眠的前提。中年人要保持乐观、知足常乐的良好心态，对目前的状况有充分的认识，及时调整自己的目标。学会给自己减压，不带着思考入睡自然就能获得更好的睡眠。

3. 用饮食改善睡眠

鱼汤。难以入睡的脑力劳动者在睡前喝一碗鱼汤，不仅能够补充钙质，还能显著提高睡眠质量；高血压、胆固醇过高者，选择睡前喝鱼汤，具有降血脂、减少血栓形成的作用。

苹果。晚餐前吃一个苹果。它含有微量元素锌、钙、磷、钾及维生素B1、维生素B2、维生素C、胡萝卜素等。而其浓郁的芳香气味对神经有很强的镇静作用，能催人入眠。

蜂蜜。蜂蜜中含有大量单糖、维生素，能显著改善肝脏、肠胃功能障碍，从而使睡眠得到改善。

第二节　不惑男人的秃顶困惑

每个人的头发都不断在新陈代谢，所以男人们对正常的脱发不必担忧，因为脱落和生长处在动态平衡中。但如果脱发明显增多或平均每天脱发超过100根，并持续2～3个月，这可能就是病态了。对此最好及早咨询医生，查明原因，正确治疗。

人的头发在15～30岁这一阶段生长最快，随着年龄的增长，头发的生长速度会逐渐减慢。步入中老年后，由于皮肤的老化、萎缩，毛囊数目逐渐减少，头发也会逐渐稀少，这本来是很正常的现象。但如果男人到了40岁左右毛发就日渐稀少，这可就属于不正常现象了。

一般来说，脱发可分成两大类，即病理性脱发和生理性脱发。

病理性脱发是由某种疾病引起的，比较典型的情况一是斑秃，表现出来的症状是无意间一整块头发脱掉了，但病变处头皮正常，无炎症及其他症状；二是脂溢性脱发，主要由于头部皮脂腺分泌旺盛，造成头部毛囊根部堵塞，头发无法从毛囊获得足够的营养，以致头发脱落；三是男性型脱发，这种类型的脱发主要症状是男性头顶部或两鬓角明显脱发，并且这些部位毛发稀疏细软。

生理性脱发是指人在一定时间内，头发可出现脱落较多的现象，但这一般不会对人体健康造成影响。不过，生理性脱发的原因会比较复杂：一是遗传因素，最典型的是男性脱发，因为男性睾丸酮(雄性激素)能代谢出一种特殊的物质，这种物质作用于头皮，会与毛囊抗体相结合，导致脱发；二是头发缺乏营养，如缺乏维生素、氨基酸等，使头发无法良好生长，导致脱发；三是头部细胞或是毛囊受到损伤，引起脱发，如手术或外伤等。

此外，不良情绪、精神抑郁、吸烟、酗酒、熬夜以及饮食不规律等，也会导致脱发增多。

有一些中年男人会发现，自己的头发会随季节的变化而生长或脱落。一般来说，男人秋天脱发会比春夏严重，这主要是因为秋天天气突然转冷，毛发血管也会突然收缩，皮脂分泌减少，头皮干燥，头发也会缺乏营养，从而造成脱落。另外，从头发生长和脱落的周期来讲，春天人体处于阳气生发阶段，头发也处于生长旺盛阶段。而经历了春夏两季，一些头发到秋天时也已到了生长周期的末期，也就是脱落的时候了。所以，秋天脱发现象会相对比较明显。

头发问题已经逐渐成为众多中年男人所关注的大问题，那么中年男人应该如何预防脱发的发生呢？

1. 科学地对待头发

从最简单的每天梳头做起，不要用塑料梳子梳头，尽量使用木制和牛角制的梳子；梳头时，边梳边按摩头皮；头发未干燥时不要梳刷，以免损伤发质；每天梳头次数适当增多，但也不要过度，如果每天超过100次就会损害发质。

2. 洗发能除去油垢及死皮

不要将洗发水直接涂在头发上，否则会损伤头皮；也不要用太烫的水洗发，40℃左右最好；要选用优质的洗发液，边洗边按摩，洗完后用易吸水的毛巾轻拍头发，不要用力搓揉；尽量不用吹风机，头发自然风干最好。

3. 注意合理饮食

平时多吃富含维生素A、铁、钙等营养元素和蛋白质的食物，如牛奶、水果、蔬菜、黑芝麻、黑豆、蛋、鱼、瘦肉和家禽等。

4. 不要让头部长时间曝晒

减少紫外线对头发的直接伤害，染发、烫发次数也不宜过多，否则不仅会影响头发的生长，还会损伤毛囊，导致脱发；还要避免电脑辐射，在电脑旁每工作半小时，就应暂时休息片刻，离开电脑屏幕活动一下。

5. 减轻精神压力

头发的生长可分为生长期、退化期和休止期，当处于休止期时最易脱落。“休止期脱发”是指有些本应属于生长期的头发提早进入了休止期而令脱发数量大增。导致这种脱发的最主要因素就是压力大、睡眠不足等。经常进行轻度体育锻炼，不仅可以提高身体机能，还能够消除疲劳，开阔心胸，消除精神压力。

6. 养成健康的生活习惯

生活要有规律，保持充足的休息和睡眠，保持愉快的心情，烟酒有节制，就能防止头发早白早脱。

7. 经常按摩头部

可在每天的早中晚3次按摩太阳穴和百会穴，用食指、中指沿额角和头部正中线由前向后梳理。

8. 进行科学的食补

脱发除了精神、生活习惯等因素外，还有一个很重要的原因，即营养。营养摄入量的减少会使毛发生长迟缓。如果食物中蛋白质含量少，即使食物总量正常，也可能会使毛发生长受到抑制。因为蛋白质是头发的生长要素，缺乏蛋白质自然会引发秃发。

饮食对头发的影响更为直接明显。有调查表明，经常吃麻辣火锅、油腻食物或调味过重的料理，对头发生长非常不利，甚至直接造成脱发。具体来说，中年男人应从下面几个方面通过饮食来滋补头发。

（1）补充铁质

含铁质丰富的食物有黄豆、黑豆、蛋类、带鱼、虾、熟花生、菠菜、鲤鱼、香蕉、胡萝卜、马铃薯等。

（2）补充植物蛋白

头发干枯，发梢裂开，可以多吃大豆、黑芝麻、玉米等富含植物蛋白的食品。

（3）多吃含碱性物质的新鲜蔬菜和水果

需要注意的是，肝类、肉类、洋葱等食品中的酸性物质易引起血中酸毒素过多，损伤头发，因此最好少吃。平时要多吃含碱性物质的新鲜蔬菜和水果。

（4）补充碘质

头发的光泽与甲状腺作用有关，补碘能增强甲状腺的分泌功能。可多吃海带、紫菜、牡蛎等食品补充碘质。

（5）补充维生素E

维生素E可抵抗毛发衰老，促进细胞分裂，促使毛发生长。可多吃鲜莴苣、卷心菜、黑芝麻等富含维生素E的食物。

另外，维生素也会影响头发生长。比如缺乏维生素A可引起毛发脱落；缺乏维生素B、泛酸可引起毛发的干枯和缺少色泽；锌可改善头发组织，增强头发的弹性和光泽，铜的缺乏可使毛发的色素减少。

第三节 消除男人的“口臭病”

中年人口腔疾病很多，其中“口臭”是最让人头疼的一种。所谓“口臭”就是人口中散发出来的令别人厌烦、使自己尴尬的难闻气味。别小看口臭这个小小的毛病，它会在你的社交中引起诸多尴尬，甚至影响正常的人际、情感交流。

中年男人很容易有恼人的口臭。口臭较重的人，自己就可以闻到自己的口气臭秽；口臭较轻的，通过他人的反应才知道。在这里，教大家一个简单的自测口气方法：将左右双手合拢成碗状的封闭形，包住嘴部和鼻头处，然后向聚拢的双掌中呼出气体，再立刻用鼻子吸气，就可以闻到自己口中的气味如何了。

口臭形成的原因不止一种。可能是因为口腔卫生不良造成细菌堆积而引发的，也可能是由于药物引起的，还可能是饮食引起的。要想消除口臭，首先要找到引发口臭的原因。

1. 口腔疾病引发口臭

患有牙龈炎、牙周炎、口腔黏膜炎以及蛀牙、牙周病等口腔疾病的男人，口腔内特别容易滋生细菌，尤其是厌氧菌，其分泌物会产生硫化物，从而发出腐败如臭鸡蛋的味道，产生口臭。

2. 胃肠道疾病

有一些胃肠道疾病，如慢性胃炎、消化性胃溃疡、功能性消化不良等，都可能会伴有口臭。这种类型口臭都与导致胃肠道疾病的幽门螺杆菌有关，当根治幽门螺杆菌后，口臭症状就会明显减轻。

3. 全身性疾病

口腔是消化道的起始端，并且与呼吸道相连，所以消化系统和呼吸系统的一些疾病都能够造成口臭。因此，腹泻、便秘的病人也会有不同程度的口臭，支气管扩张、肺部感染的病人也可产生口臭。另外，一些患有内分泌疾病如糖尿病的患者，口腔内也会产生口臭。

4. 不良饮食习惯

一些男人喜欢食用葱、蒜等“重口味”食品，吃过之后口腔内也会产生暂时性口臭。另外，吸烟的人口腔内会有一种特殊的臭味。

谁也不想做个“臭男人”。要想治疗口臭，首先要查出病因，然后再对症治疗。如果人们有口臭的困扰，建议先到正规医院的口腔科做一次全身性慢性疾病的检查，一旦查出口臭病因，就要积极配合医生进行标本兼治。一般情况下，日常生活中治疗口臭有以下方法：

1. 注意口腔卫生

哪怕是个对生活再不拘小节的男人，也一定要坚持每天早晚刷牙和饭后漱口，保持口腔清洁卫生，这是改善口臭最为有效的基本方法。有口臭者尤其需要养成良好的口腔习惯，掌握正确刷牙方法，及时清洁留在牙面、牙缝及颊唇沟之间的食物残渣，控制住口腔细菌的生长繁殖，口臭也将自然消除。特别要提到的是：对于口气不清新者，电动牙刷比普通牙刷更有效；在刷牙后，应该用漱口水漱口，加强防止蛀牙和抑制口气；当在外吃完东西而不能及时刷牙时，也可用水漱口抗菌。

2. 戒烟戒酒，注意饮食

有口臭的男人，最好能够戒烟戒酒，以断绝“臭源”。另外，在饮食的选择上，也要相对清淡，避免吃生冷、刺激性、有臭味及不易消化的高油脂食物；在进食时，要细嚼慢咽，增强消化。当生活作息有规律、饮食清淡、心情舒畅时，口臭自然会减轻。

3. 积极治疗原发病症

对于因口腔、消化系统、呼吸系统等引发的口臭疾病，要积极进行相应的治疗。当原发病症减轻或治愈后，口臭自然就会随之消失。

此外，如果需要使口气短期内清新、应急性清除口臭时，可以采用这几种方法：用口气清新剂除烟臭；用高浓度的薄荷糖，可除去因蒜、葱、咖喱等挥发性食物引发的口臭；饮用柠檬水，可除去口干造成的口臭；多吃蔬菜水果，可减轻因消化不良而引发的口臭。

第四节 远离体味的困扰

体味通常表现为汗味和其他异味。虽然很多艺术作品中都说，烟味、酒味和汗味是成熟男人的味觉标志，但其实这说白了仍然是体臭。真正健康有型的成熟男人味应该是若有若无的淡淡清香。其实，按照这个标准，半数以上的男人都是体味欠佳的。

男人的体臭主要来源于汗臭。汗的基本成分是毫无味道的水，所谓汗味实际上是发自只占汗水含量0.8%的一种高级脂肪酸，皮肤上繁殖的一些常见菌类就以这种脂肪酸为食物，然后将其分解，就产生了难闻的汗臭。

体臭，确实会给我们的日常生活与工作带来很多尴尬，消除体臭对于男人良好形象的恢复是至关重要的。身体有异味的男性朋友，不妨采用以下方法，积极消除体臭。

1. 饮食有所选择

身体有异味的人，就应该尽量避免吃一些刺激性大、味浓色重的食物，如葱、蒜、韭菜、辣椒等，而应该多吃一些含铁、镁的食物。含铁的食物，如菠菜、豆类、动物肝等，进入胃后，能够与盐酸结合产生氯化亚铁，产生类似于春菊的香味；含镁的食物，如无花果、冬瓜子、麦饭石、玉米、杏仁等，能够让体表散发出杏香来。

2. 保持身体清洁

做个清爽男人，就要经常洗浴，使用香皂及清水搓洗身体，尤其是最可能出现体臭的部位，例如腋窝、腹部、下体等。在使用化妆品时，不可滥用油脂性过高、吸尘性过高、吸水性过强的化妆品，以防破坏正常的皮肤生理环境。

还要注意的是，汗腺和细菌无论白天还是晚上，都在交互作用，这意味着，你最好在清晨和晚上都洗澡。

3. 清理居室卫生

值得注意的是，居室内的卫生也是男人产生体臭的原因之一，所以要经常打扫居室，清洁地面，勤换洗床单枕套，去除室内外的杂物污染并保持室内空气流通。

4. 常换洗衣服

衣服如果有很多褶皱，但只要干净，就不会有太多的汗臭；穿的衬衫再挺顺，如果7天没有洗，也肯定会熏坏别人的，因此一个人要勤换洗衣服。几天换一次衣服才是最合适的呢？对大部分人而言，两天换一次衬衫也就足够了。不过在夏天，可能一天要换一次以上。

5. 选择天然织品

棉、麻等天然织品比人造纤维的织物更容易吸汗，被吸收的汗水也可以自由地蒸发掉，能够减缓一些体臭。另外，现在有一些能够避免体臭的防臭衬衫、背心和内衣，这种新科技产品能够阻绝甚至完全消除体臭，也是可以考虑的。

6. 保持欢乐的情绪

当一个人生活愉快、心情舒畅时，臭味物质生成减少，而丁酸脂、赖氨酸等“香素”分泌增加，汗腺分泌出来的汗富有“香味”。即使在平时有汗臭的人，这时臭味也会大大减轻。因此，保持欢乐的情绪也是减轻汗臭的妙方。

7. 严重者可进行医疗清理

如果身体异味是因为体内疾病引起的，就应该及早到有关医院彻底治疗原发病，去除病因。对于一些因为局部感染而引发的异常体味，要根据具体情况进行处理。此外，在治疗期间，要保持开阔心胸，陶冶性情，提高身体的抗病能力，避免疾病的再次骚扰。

第五节　脚对男人健康的重要性

人体内最需要氧气的组织莫过于脑细胞了。氧气是由血液输送的，因此良好的血液循环是使脑细胞活性化有基础。虽然脚和大脑就人体位置而言离得最远，但通过血管与神经，它们非常紧密地连在一起，是相互影响的器官。

脚有人体“第二心脏”之称，原因何在呢？

血液从左心室经过大动脉、动脉、小动脉，再流到毛细血管，给细胞组织输送新鲜空气和营养成分。而返回时，携带二氧化碳从毛细血管经由小静脉、静脉、大静脉回到右心室。血液循环一定是单向输送的。心脏每一次的跳动可以送出1/10升的血液。健康的成人平均心率为70次/分钟，等于1分钟送出7升血。也就是说，只要健康的话，全身的5升血1分钟内能够流经心脏。心脏好比是24小时内送出万升血液的泵。

尽管血液得到如此迅猛的输送，但是由于要送到遍及身体各个角落的毛细血管，所以流回心脏的时候，它的压力已经变得很小了。输出的血液流回到心脏凭借的是静脉周围的肌肉的力量。

不过，人体中脚离心脏最远。因为从心脏送出去的动脉血把营养物质输送到脚的各个组织，然后变成静脉血携带着废弃物流回到心脏的过程较长，所以要花费大量的时间。因此，一旦引起诸如动脉硬化等老化现象的血管障碍，血液就会很难流到脚尖。这就能解释，为什么上了年纪的人，脚就容易变得冰冷，功能也会衰退。因血液循环不畅而引起的这类障碍的情况很多。

而脚位于人体的最下端，所以流下去的血要是没有足够的压力就很难顺畅地流回心脏。为了让血液从末梢流回到心脏，肌肉必须发挥其作用。这就说明，离心脏最远的脚部肌肉特别重要。凭借脚静脉周围的肌肉，也就是脚的肌肉正常功能的发挥，积存废弃物的血液能够从身体最末端脚尖的毛细血管经由小静脉、静脉，最后流回到心脏。这也就是“脚是第二心脏”的原因了。

我们人类的脚，从自然属性上来看，当然也是为了走路而生的。但是，当现代文明将“移动”的重任由脚交接给车轮后，人类就过上了不走路的生活。长期不走路不运动，我们脚的功能多多少少都会衰退。现如今，广大城市白领持续过着每天仅走几十步路的生活。他们上下班换乘公交车和地铁，在车站换乘的时候利用自动扶梯，在公司则利用电梯上下楼。以前需要出差当面沟通才能解决的事情，现在用传真和MSN就能够在2分钟内处理好。就连购物也变得快捷无比，只要打个电话坐在家里就能购买所需的商品。此外，随着网络和多媒体技术的发展，在家办公的SOHO一族也越来越多，他们甚至可以几天至一周地“宅”在屋里不出一步门。

人们往往认为，只要提高心脏的功能就能够使血液循环正常。然而，心脏肌肉属于个人意志不能操纵的不随意肌。而被称为“第二心脏”的脚的肌肉却是自己的意志可以操纵的随意肌。因此，为了防止身体的衰老，应该通过运动脚、锻炼脚来帮助改善心脏的功能。最简单的方法就是做运动。从促进血液循环的角度来看，最好的运动就是走路，而不是慢跑、跑步等过于激烈的运动。走路时，脚离开地面的时候脚尖会弯曲，这个运动恰如抽水泵的作用，能促进血液循环。

介绍一个有趣的规律。人在走路的时候，脚的大小有三种变化。停在空中的时候它的面积最小，虽然这只不过是一瞬间的事；只用一只脚踩地支撑身体的时候，脚的面积最大；而脚后跟接触地面时，或脚后跟完全离开地面，只有脚趾根部落在地面时，脚的面积大小介于两者之间。脚的这种大小变化是因为血管周围的肌肉伸缩运动活跃起来，血液也得到了良好的循环。这与心脏活动一样，像抽水泵似的伸展或收缩，以促进脚末端的血液循环。

掌握了这个规律之后，人们就可以在生活中运用它了。比如，在徒步旅行的时候，就可以刻意将步子迈得更大，这样脚离开地面时脚腕会完全伸展，就更能促进血液的循环。

第六节　腰和背对男人健康的重要性

腰对男人很重要，它不仅是承受上半身重量的支点、连接下半身的中轴，也是中医理念所认为的传宗接代的本源。

当今生活压力的重担压垮了男人的腰。一个做职员的男人，每天要坐在办公室中八九个小时，加上上下班路上开车2小时，回家坐沙发上看电视1个小时，在书房看书或上网工作2小时，有时应酬吃饭桌前坐2小时……林林总总，一天人坐着的时间竟然超过了14小时！久坐伤腰，脆弱的腰一定累坏了……

人们常说男人的腰很重要，但为什么腰重要呢？大家说的腰，主要指的是腰椎结构，即从第一腰椎到第五腰椎之间这一段，以及周围的一些组织结构。从解剖学层面来看，腰这个部位，只有腰椎是骨性结构，上半身运动传导的力量只能通过腰椎进行，因此腰椎承载了上半身所有的体重，其负荷相当大。通常情况下，当我们坐下时，双腿在休息着，但腰还在支撑着上半身的体重。有些人坐姿不对，习惯前倾坐着，此时腰椎间盘承载的压力更大。只有人在平躺时，腰承载的压力才达到最小。

从社会角色的角度看，男人的腰部要比女人“累”多了，无论在工作和生活上，都要承担更大的重担。社会中的重体力劳动大多是由男人来做，家里的重体力活也主要是男人承担。因此男人腰肌劳损等疾病发生率要高于女人。同时，男人腰部外伤也较常见。一方面，从事危险工作的男人比女人多；另一方面男人天性爱冒险，参加的运动也多以对抗性强、运动量大的项目为主，所以受伤概率更高。

近年来，男人因腰部疾病就医的比率日益增加，最常见的疾病是腰椎间盘突出、腰肌劳损，腰椎退行性改变等。椎间盘突出是怎么回事呢？椎间盘是脊椎骨骼间负责减震的装置，富有弹性是它的最大特色。椎间盘包括三种结构：上下软骨、作为围墙的纤维环和胶状的髓核。其中，软骨最坚固，弹性效果最强的是髓核，最容易磨损的是纤维环。当纤维环受到磨损后，胶状的髓核就会溢出，并挤占神经的居住空间。根据神经被侵占地盘的多少，又分为膨出、突出以及椎管狭窄。

腰椎间盘出现问题的，以青壮年男性居多。椎间盘最主要的成分是水，而这种物质从20岁就开始逐年减少，负责维持椎间盘弹性的“蛋白多糖”开始减少的时间下限则是30岁。这意味着，从30岁以后，男人的椎间盘就走上了逐渐退化之路。随着年龄的增长，椎间盘发生退行性改变，慢慢失去正常的弹性和张力。现代男人长期从事单一动作会导致腰部肌肉痉挛，腰部受力均衡性遭到破坏，力学结构上出问题，极易导致肌肉韧带疲劳，并加速椎间盘的衰老。时间久了，腰部就会还人以颜色，出现酸疼、弯腰困难等症状。据国家骨科疾病防治权威机构的调查统计，在30～40岁的男性人群中，59.1%患有颈、腰椎病。

面对严酷的“腰健康”难题，男人应该行动起来，主动保卫自己的腰。以下有几个日常养护腰的注意点，供参考：

1.晨起活动腰部，洗手盆不要过低

在熟睡一夜后，男人的肌肉、关节都会因长时间没有运动而变得不太灵活，腰椎间盘也因为一晚上的放松，吸收了水分而膨胀僵硬。此时，如果弯腰比较低，就会对腰椎间盘产生较大的压力，使腰椎神经受到挤压。因此，晨起后最好先活动一下腰部，做做前后伸、左右旋转、“伸懒腰”等动作，使腰部不至于从静止状态马

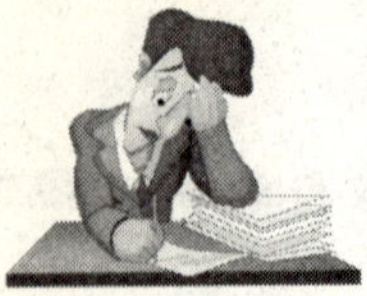

上转变为增加腰部负荷的动作。

2. 不妨练练倒走

倒退的行进方式对腰椎很有益处。倒退走时，两腿交替向后迈步，增强了大腿后肌群和腰背部肌群的力量，使腰部韧带的弹性增强，就像自备了腰椎保护带。骨骼、肌肉、韧带的功能恢复，不但可以使腰椎的稳定性增强，还能使腰椎疼痛减轻甚至消失。倒退行走时，最好每分钟走60～100步，每次坚持走上10分钟。

3. 常游泳，养护腰

发达的腰肌和腹肌就像两块夹板，能够很好地保持男人脊柱的动态稳定性，保护腰背部不受伤害。强健的腿部能有效分担腰背部负担，阻止和缓解腰疼形成。游泳，尤其是蛙泳可以主要练习这些肌肉群。此外，游泳还能保障脊椎间组织的营养供应，维持它的弹性，提高脊椎抵抗外来冲击的能力。

4. 控制体重

统计表明，正常人的腰椎每天前屈的次数会高达3000～5000次。如果有个显著的啤酒肚，这些赘肉就是腰上挂的累赘与负担，它们会让身体的重心更加向前，既增加了腰椎的负担，又使腰椎深埋在脂肪之中，得不到锻炼。

很多刚过40岁的男人会发现，某一天在写完一篇文章或者搬了几个箱子后，背部有一种难耐的酸痛感觉。这就是背痛了，大部分男性背痛的首发年龄是30～45岁，近年来在白领人群中有提前发作的趋势。

背痛的原因，总结起来大致可以分为以下几种：

（1） 不良的身体姿势。

（2）扭伤腰部的肌肉。

（3）骨关节炎，即椎骨退化、椎骨的软组织部分出现钙化，也就是俗称的生骨刺，当骨刺压着神经时就会出现剧痛，这种情况在40岁的人比较多见，青年很少会出现。

（4）椎间盘移位，椎骨与椎骨之间的软盘因受压而移离原来的位置，压到神经引起疼痛。

（5）情绪低落、精神紧张时令肌肉抽紧，或缺乏运动，腰背肌肉不够壮，使椎骨得不到足够的支持，也可能引起腰背酸痛。

（6）其他疾病，如胃病、胆囊疾病、肾病都会引起背痛。

如果背痛连续不断而且疼痛剧烈，卧床休息了3～4天以后，情况仍不见好转；或者是你的背痛虽然不是很严重，但持续一个多月还是没有好转就应及时去医院检查。出现以下情况时也不能掉以轻心：背痛的同时还有手、腕、肘、膝、脚等关节的肿胀，或者是手脚发麻、无力，半夜痛醒等。

好在背痛不用通过药物或手术就能缓解，关键是要利用一些方法来预防背痛。

1. 让背部休息

人在坐着时后背的压力要大于站立时，因此，如果必须长时间坐着，那就经常改变一下姿势，每小时起立一次，四处走走。

2. 宁蹲勿弯

不要弯腰捡东西，这会使背部紧张，加大受伤的风险。捡东西可以保持上身直立，下蹲完成。如果需要做弯腰的工作，那么不如把工作放在高点的台子上来操作。

3. 多用腿部

在举物体时，应该采用这样的安全姿势：弯曲膝部，保持后背直立，运用腿部的力量来拿起东西。因为，腿部力量远大于背部力量，多用腿部能避免背部受伤。

4. 食用富含纤维的食物

食物中应该含有大量的纤维素，保持肠胃健康、大便畅通，可以防止便秘引起的精神紧张。

值得注意的是：腰背疼有时也是骨质疏松的症状之一。骨质疏松是以骨量减少、骨的显微结构受损、骨骼脆性增加，从而导致骨骼发生骨折的危险性升高为特征的一种疾病现象。当具备上述现象，患者又伴发有因骨质疏松引起的某些临床症状，就要当心骨质疏松的侵扰了。

第七节 男人也要常清洗下身

女性勤洗下身能祛病防菌，男人也是如此。男人勤洗下身可避免和减少夫妻双方因不清洁而感染多种生殖器疾患。

清洗下身对于男人健康的帮助是显而易见的：

经常坐着工作的男人尤其易患痔疮，而通过勤洗下身既可清除细菌污染，又可改善肛门内外的血液循环，防止局部静脉淤血，缓解和减少痔疮的症状和复发。

习惯性便秘的男人，经常进行稍长时间的擦洗或坐浴，可以消除肛门括约肌的痉挛和疲劳，有助于排便通畅。

通过热水的物理作用，还能促进生殖器的血液循环，改善局部的血液供应，避免尿道逆行感染以及前列腺炎的发生。

而性机能衰退的男人，通过热水清洗后，再以热毛巾在生殖器两侧(腹股沟)至肛门两侧来回揉擦数十次，经常如此能改善阴茎的勃起功能。

对于中年男人，经常用热水清洗下身，还能增强胃肠功能，预防肠癌，治疗失眠。

不过清洗下身也应注意方法，无论是用热水还是用药液，都要温度适当；擦洗应先上后下，由前到后，即先洗阴茎、阴囊部，后洗肛门部位，以免肛门周围的粪菌污染生殖器而导致发炎。另外，最好养成每天或隔一天洗一次的良好习惯，同时要备好专用小毛巾，并注意毛巾的清洁，若能经常将毛巾放在太阳下通过紫外线照射消毒更好。

洗澡是清洗下身的好时机，男人在洗澡时，应用手把包皮退到龟头后，将包皮下积聚的污垢、皮脂清除。由于包皮对化学清洁剂比较敏感，因此在清洗包皮和龟头时，只要用清水冲洗即可。如果用香皂、沐浴露来清洗，又没有将泡沫冲洗干净，可能会引起包皮、龟头的过敏反应。顺便说一下，中年男人最好将包皮手术割掉，将有利于泌尿生殖系统的健康。

第八节 谨防男性骨质疏松

骨质疏松系多种原因引起的一组骨病。骨组织有正常的钙化，钙盐与基质呈正常比例，以单位体积内骨组织量减少为特点的代谢性骨病变。

在很多男人的观念中，骨质疏松一直被视为更年期以后妇女专属疾病。据统计，停经后或卵巢功能衰竭，雌激素浓度不足女性有1/4会罹患骨质疏松症。但是骨质疏松并非只是女性的专利。骨质疏松在女性与男性中的发生概率比约为7∶3，但男性因此导致的死亡率却是女性死亡率的两至三倍！这个数字实在出乎意料，原来男性骨质疏松的影响竟然如此严重。

骨质疏松最常发作于男人55岁后。老年性骨质疏松可能与性激素水平低下，蛋白质合成性代谢刺激减弱，以及成骨细胞功能减退，骨质形成减少等有关。除此原因之外，骨质疏松还有以下几个诱因：

1. 缺乏营养元素

蛋白质缺乏会使骨有机基质生成不良，而维生素C缺乏则会影响基质形成，并使胶原组织的成熟发生障碍；饮食中长期缺钙(每日不足400mg)者可发生继发性甲状旁腺功能亢进症，促进骨质吸收也可致病。

2. 废用性骨质疏松

各种原因的废用，如少动、不负重等，对骨骼的机械刺激减弱，可造成肌肉萎缩、骨形成作用减少，骨吸收作用增强，造成骨质疏松。

3. 皮质醇增多症

由于糖皮质激素抑制成骨细胞活动，影响骨基质的形成，抑制肠钙吸收，增加尿钙排出量，同时蛋白质合成抑制，分解增加，导致负钙及负氮平衡，使骨质生成障碍，但主要是骨质吸收增加。

4. 甲状腺功能亢进症

大量甲状腺激素对骨骼有直接作用，使骨吸收和骨形成同时加强，但以骨的吸收更为突出，致骨量减少。甲状腺功能亢进患者全身代谢亢进，骨骼中蛋白基质不足，钙盐沉积障碍，也是发生骨密度减低的原因。

5. 糖尿病

糖尿病患者由于胰岛素相对或绝对不足，导致人体蛋白质合成障碍，体内呈负氮平衡，骨有机基质生成不良，骨氨基酸减少，胶原组织合成障碍，肠钙吸收减少，骨质钙化减少。糖尿病患者因高尿糖渗透性利尿，导致尿钙、磷排出增多及肾小管对钙、磷回吸收障碍，导致体内负钙平衡，引起继发性甲状旁腺功能亢进，进而甲状旁腺素分泌增加，骨质脱钙。当糖尿病控制不良时，常伴有肝性营养不良和肾脏病变，致使活性维生素D减少，α羟化酶活性降低，加重了骨质脱钙。

6. 肢端肥大症

此症常有肾上腺增大，皮质肥厚，甲状腺功能相对亢进，与此同时性腺功能减退受抑制。生长激素、皮质醇、甲状腺激素可增加尿钙排出，降低血钙，血磷增高，从而刺激甲状旁腺素分泌，增加骨吸收。

7. 遗传性系统组织病

遗传因素导致骨质疏松最常见的是成骨不全症，这是一种常染色体显性遗传病，由于成骨细胞产生骨基质较少，犹如骨质疏松。另外，会导致骨质疏松的遗传病还有半胱氨酸尿症，这主要由于胱氨酸合成酶缺乏所致。

8. 雄性激素不足

骨质量的增加与维持，以及巅峰骨质量的高低，与雄性激素有密切关联。临床证据显示，对于性腺功能不足，男性补充睾固酮可增加骨密度。

9. 吸烟与饮酒

吸烟及饮酒对骨骼的影响是多方面的，包括干扰钙质及蛋白质的吸收，抑制成骨细胞产生骨质，降低骨骼血液流量，影响荷尔蒙的代谢等。

统计数据表示：45岁以上的男人，平均每8人就有1人罹患骨质疏松；另外有将近五成男人，有骨质缺乏情形产生。男人骨质疏松在早期常无明显症状，患者多不自觉。有些患者会有背痛、驼背、变矮、脊椎侧弯等症状，而大多数的人都是到了骨折发生后，才惊觉自己罹患了骨质疏松的毛病，但为时已晚。因此，早期诊断骨质疏松症是极为重要的。一旦诊断确定，则应尽力找出致病原因并排除危险因子，同时针对骨质疏松进行医学治疗与生活养护：

1. 多吃含钙丰富的食品

一般认为，钙吸收率为53%的乳制品是补钙最佳食品。以牛乳最好，其次是乳酪、黄油和酸奶等。但有些人讨厌牛奶味道或引起腹泻。讨厌牛奶味道者可试将脱脂乳粉或奶酪粉撒到咖喱、汉堡、煎鸡蛋或稀粥等食品上；或把牛奶倒入酱汤内混合食用。引起腹泻者可少量多餐，且餐后喝温牛奶，或向奶油汤中加入牛奶，使身体对乳糖逐渐习惯，或改喝酸奶和豆奶。另外，晒干的沙丁鱼每50克中就含有700毫克钙，鲹科鱼、鲐鲅鱼及瑕虎鱼等都富含钙，在体内的吸收率达38%，可作为很好的钙源，但应注意的是这些海鱼含盐分多，应尽量把盐洗掉，痛风患者要少吃。

2. 菜肴应荤素结合、低盐为佳

植物性食品与动物性食品含有的营养成分种类不同，营养成分的状态、可吸收性也不相同，菜肴荤素搭配可使摄入的营养成分更均衡。但要注意的是，菠菜、蕹菜、竹笋和茭白等含草酸高，草酸可影响钙吸收，在烹饪时宜先在开水中焯一下，使部分草酸溶于水而降低草酸含量。低盐饮食可预防高血压等心脑血管疾病，还可减少钙从尿中的排出，并可避免因其他疾病引发的骨质疏松症。

3. 不吸烟和少饮酒

吸烟对骨质影响可能与烟草中的烟碱有关，烟碱能增加骨吸收，抑制骨形成。若每天吸20支烟，25～30年后骨量就会下降8%～10%。酒精引起骨质疏松的原因是多方面的，主要与抑制成骨细胞功能、影响性激素分泌、干扰维生素代谢及甲状旁腺激素分泌等有关。适量的饮酒可减少骨量的丢失，而过量饮酒则会增加骨量的丢失。在各类酒中，啤酒和蒸馏酒致骨质疏松的作用最明显，而葡萄酒作用不明显。

4. 减少咖啡、浓茶及富磷食物的摄入

动物肝脏、碳酸饮料等含磷较高，高磷摄入可导致中等程度的继发性甲状旁腺功能亢进，钙调节激素持续性紊乱，可加速骨质的丢失。过多摄咖啡者骨量减少速度快(但如钙摄取充分，则不受咖啡的影响)。大量喝茶或喝浓茶，会使尿钙排泄增加，还可引起消化道中的钙、蛋白质和其他营养成分难以吸收，因此饮茶要适量。

5. 不随意用药

某些药物如强的松、肝素、甲氨蝶呤、甲状腺素、苯妥英钠等对骨代谢有不良影响，用药时要权衡利弊。

6.加强运动

运动是骨重建的决定性因素，负荷运动可增加骨量，预防骨丢失，还可改善肌肉和增加灵活性，从而减少跌倒及其不良后果。应选择力所能及的运动方式如慢跑、散步和打太极拳等，高龄者可选择打门球。骨折刚愈合者更应注意活动，以免废用性骨质疏松。当然，骨质疏松症患者应避免剧烈运动，以免因运动过度而发生骨折或引发其他疾病。对于下肢无力者，可在水中进行足部和腰部锻炼。

7.多晒太阳

皮肤下脂肪含有维生素D的前身物质——前维生素D，在阳光紫外线的作用下合成维生素D，维生素D又通过血流从肝脏到肾脏，转换成活性维生素D，能促进肠道内钙质的吸收。盛夏中进行日光浴需防中暑，也要防止过多照射引起皮肤癌。某些食物如沙丁鱼、刀鱼和干菇等也含有维生素D，与日光合成的维生素D具有同样的效果。

8.防止跌倒与意外损伤

人年纪大了，轻微的外伤就可能发生骨折。特别是构成脊柱和腰骨的松质骨，以三倍于胫骨等长骨的速度迅速变软弱，稍微施加外力，就易发生背部和腰部骨折。因此在日常活动与运动中要特别小心。

第九节　中年男人的健忘症

男人到中年很容易开始忘这忘那，很多人总是拿“人老了，不中用了”这样的说辞来说服自己与别人。但其实“健忘”是本可以避免的。

中年男人的健忘可分为器质性健忘和功能性健忘两大类。由于产生的原因不同，可以采取的措施也不尽相同。

器质性健忘主要由于大脑皮层记忆神经出了毛病，包括脑肿瘤、脑外伤、脑炎等，从而造成记忆力减退或丧失；某些全身性严重疾病，如内分泌功能障碍、营养不良、慢性中毒等，也会损害大脑造成健忘。同时，随着年龄的增长，大脑本身也会发生一定程度的退行性变化，或者由于脑部动脉逐渐硬化而导致脑功能衰退。这类情况虽不属于病态，但也反映了大脑皮层记忆神经的质量问题，所以有人也将因这种原因引起的健忘归入器质性一类。

对付器质性健忘，若是疾病引起的，应及时给予治疗，同时还应加强思维和体育锻炼。加强思维活动就是多动脑子，“流水不腐，户枢不蠹”，多开动脑子，多分析问题，可防止脑子迟钝，使大脑皮层的记忆神经永葆青春；体育锻炼是增强体质、延年益寿的良方，运动可促使全身血液循环活跃，保证大脑有足够的血液供应，有助于记忆。

功能性健忘是指大脑皮层记忆功能出了问题。男人在青少年时代若没有家庭负担，勤奋好学，刻苦钻研，所有的记忆都会在大脑皮层的特定部位深深扎根，所以记忆力特别旺盛。而到了中年，肩负工作重任，家务劳动繁多，精力往往不易集中，学的东西也就记不牢了。

对付功能性健忘，首先要尽量排除各种外来的干扰，工作时做到注意力集中；对于有难度的工作要循序渐进，避免紧张与急躁；注意劳逸结合，保证睡眠，一般连续工作时间不宜超过1.5小时。当然，男人要做好这几点也并不容易，要有一定的意志与毅力才行。

在日常饮食中，有些人为了增强记忆效果，拼命使用强身补品或补脑药物，也有人想借助烟、酒、浓茶、咖啡来克服健忘，这些都是不可取的。这样非但不会有助于记忆，而且对身体健康也弊多利少。健忘的男人可以通过多食用以下几种食物，为记忆力加把油：

1. 鱼类

鱼是益智健脑的首选食物之一。鱼头中含有十分丰富的卵磷脂，是人脑中神经递质的重要来源，可增强人的记忆、思维和分析能力，并能抑制脑细胞的退化。鱼肉还含有多种不饱和脂肪酸，是构成神经细胞膜的重要物质。多吃鱼对增进少儿智力和预防老年性痴呆有好处。尤其是三文鱼、金枪鱼等海鱼，鱼肉脂肪中含有对神经系统具备保护作用的Ω-3脂肪酸，有助于健脑。研究表明，每周至少吃一顿鱼特别是三文鱼、沙丁鱼和青鱼的人，与很少吃鱼的人相比较，老年痴呆症的发病率要低很多。吃鱼还有助于加强神经细胞的活动，从而提高学习和记忆能力。

2. 葡萄汁或葡萄酒

常饮葡萄汁有益于延长寿命。适当饮用葡萄酒也有同样效果，但由于酒精会对神经产生麻痹作用，因而葡萄汁是更好选择。葡萄汁中的抗氧化物质含量高过其他任何水果和蔬菜，且可以提高神经系统的传输能力。除了益寿延年，葡萄汁还可以在短期内提高记忆力。

3. 坚果类

干果，特别是杏仁和核桃是聚会上的常用食品，不仅美味，而且同样含有丰富的抗氧化物质。杏仁和核桃由于含有Ω-3系列脂肪酸，具有更明显的功效。这与中国“吃核桃补脑”的说法不谋而合。花生有明显的抗衰老作用，多食可延缓脑功能衰退，抑制血小板凝聚，防止血栓形成，降低胆固醇，预防动脉硬化。松子用于防治老年性痴呆，尤其适用肝肾精亏症伴肺燥阴虚者。

4. 金针菇

金针菇肉质脆嫩，高蛋白、高碳水化合物、低脂肪，营养丰富，味道极佳。其中的赖氨酸和精氨酸有促进智力、加强记忆的较好功效，金针菇也因此被称为“益智菇”。

5. 鸡蛋

鸡蛋的营养价值人所共知。它所含的蛋白质最容易被人体所吸收，吸收率接近100%，比牛奶、猪肉、牛肉都高。所含的脂肪中有大量的卵磷脂和蛋黄素，对增强人的记忆力有重要作用。鸡蛋中维生素和微量元素的含量也很丰富，是理想的益智食物，对加强记忆力作用尤为明显。

第十节　中年男人的便秘困扰

中年男性的代谢功能减退，结肠、直肠也逐渐萎缩，肠道黏膜的黏液也比年轻时分泌减少。因此饮食合理、保持每天大便通畅，对中年人排毒、防病有重要的意义。

中年男人如果饮食不当，容易发生便秘。在实际生活中，单靠泻药通便来解燃眉之急的中年人十分常见，但长期这样会伤阴耗液，形成恶性循环，尤其是中年人更易形成顽固性便秘。临床上主张以饮食调治为主、药物为辅，甚至完全以饮食为主的原则来解决便秘。

便秘也是目前中老年人常见症状，这个尴尬的问题时刻困扰着中年男人，但对便秘的治疗只有采取综合、多方位的措施才更有效。同时注意平时多喝水，尤其是养成每天早起饮一杯温水的习惯；多食蔬菜、水果，如白菜、菠菜、芹菜、香蕉、苹果、橘子等，还要注意多吃五谷杂粮，不可饮食太精太细等。此外可适当辅助些中西药物治疗，每个人应根据自己的情况灵活应用，必要时向消化专科医生咨询和求诊。

防止便秘宜食含粗纤维丰富的蔬菜和水果，多饮水及饮料。多食富含B族维生素及润肠的食物，如粗粮、豆类、银耳、蜂蜜等，炒菜时适当增加烹调油。忌酒、浓茶、辣椒、咖啡等食品。另外，要养成按时排便的习惯，使直肠对排便运动产生条件反射。每天早晨饮一杯淡盐水，能转化粪便，并刺激肠道蠕动，有利于排便。

中年男人便秘的常用食疗方有下面几种：

便秘食疗方1

取核桃仁60克，黑芝麻30克，共研为细末，每日2次，每次6克，蜂蜜水送服，长期便秘者连续服用。

便秘食疗方2

松子仁、麻子仁各150克，柏子仁200克，共研为泥，加蜂蜜做梧桐子大小的丸粒，每日2次，每次50丸。

便秘食疗方3

芝麻、胡桃肉、松子仁各25克，共捣烂，加蜂蜜调服，早晚空腹各1次。适用于中年人习惯性便秘。

便秘食疗方4

牛奶250毫升，蜂蜜100毫升，葱汁少许，共炖至沸，早晨空腹饮之。适用于各种习惯性便秘。

便秘食疗方5

麻子仁15克，紫苏子10克，大米60克。先将麻子仁、紫苏子捣烂如泥，然后加水慢研，滤汁去渣，以汁煮淘洗干净的大米为薄稀粥，空腹食用，每日1次。能润肠通便，同时有滋养补虚的作用，适用于中年体虚便秘者。

便秘食疗方6

决明子15克，蜂蜜20毫升。先将决明子倒入铁锅炒黄，捣成末，加适量水煎煮

10分钟，再冲入蜂蜜搅匀，温服，每晚1次；也可用开水冲泡代茶饮。适用于习惯性便秘。

便秘食疗方7

柏子仁20克，粳米100克，蜂蜜适量，一起熬粥食用，能养心安神，润肠通便。对中年习惯性便秘兼心悸、失眠、健忘者较为适宜。

便秘食疗方8

杏仁15克，粳米100克。先将杏仁用热水泡开，去皮，与粳米一起熬粥食用，可加适量冰糖同煮调味，能降气止咳，润肠通便。适用于便秘兼有肺虚喘咳者。此外芝麻、松子仁、决明子等均可和粳米熬粥食用。

第十一节　男人吸烟饮酒要适度

吸烟有害健康这是尽人皆知的，但是，不少男人认为自己身体很好，吸点烟不算什么，等老了再戒吧！要知道，如果人到了中年还不果断戒烟，因此导致的病痛很快就会到来。酗酒同样对男人健康有害，但是科学地适量饮酒却是对身体有益的。

戒烟是保持中年男人身体健康的最有效的因素之一。人到中年，身体各个器官已经不如年轻的时候了，吸烟更容易引起各种疾病，进而导致死亡。因此，重新认识吸烟的危害是非常有必要的。

科学研究表明，香烟燃烧后产生的烟雾中含有4000多种有害物质，从医学的观点来看，主要分为四大类：

1.尼古丁

尼古丁是香烟中最活跃的物质，毒性也极大，它具有和氰化物同样的杀伤力。只需40～60毫克的纯尼古丁就能置人于死地，它也是令人对香烟产生依赖成瘾的主要物质。

2.一氧化碳

一氧化碳与血红蛋白的结合能力是氧气与血红蛋白结合力量的210倍，所以一氧化碳进入身体后，会导致体内缺氧，影响心血管的血氧供应，促进胆固醇增高，也会间接促进某些肿瘤的形成。

3. 刺激性物质

香烟产生的刺激性物质不但会对眼睛、鼻子和咽喉产生刺激，还会刺激支气管黏膜下腺体的分泌，导致急慢性支气管炎。

4. 致癌物质

香烟中含有的苯丙芘本身就是一种强烈的致癌物质，而香烟中的其他成分，如金属镉、联苯胺、氯乙烯，对癌细胞的形成也会起到推波助澜的作用。美国学者的研究表明，如果人们能够停止吸烟，将减少1/3的癌症死亡概率。

正因为香烟中有这么多的有害物质，因此吸烟给人体带来的疾病多达25种以上，最要命的有以下四种：

1. 癌症

美国癌症协会调查发现，吸烟者比不吸烟者肺癌发病率会增加8～12倍，吸烟者患口腔癌、食道癌、喉癌、肝癌、胃癌和膀胱癌等癌症的机会也比不吸烟者高50%。

2. 肺病

因为受到烟雾的刺激，吸烟者慢性支气管炎的发病率是不吸烟者的5.4倍。

3. 心脑血管疾病

香烟中的尼古丁和一氧化碳严重影响心脏机能，吸烟者患心脏病的危险是不吸烟者的3倍。据有关部门统计，因冠心病死亡的人中，1/4与吸烟有关。如果人有高血压或胆固醇过多，吸烟会加大冠心病的危险，这无异于自寻死路。

4. 脑中风

资料表明，吸烟者比不吸烟者患脑中风的概率大 3 倍以上，而且吸烟历史越长患脑中风概率越大。

除了以上四大病症之外，吸烟还会降低生育能力、破坏人体的营养成分、降低人体的自然抗病能力等。而且，吸烟不仅危害吸烟者本人，还会危及间接吸烟者，对家人和朋友同样造成危害。吸烟是种最易连累他人的“吸毒”活动，如果平时在家吸烟，家人也就被动吸烟，连带遭殃。自己不抽烟、配偶抽烟的人的肺癌发病率会增加20％～50％；经常处于有人吸烟的办公环境中生活的不吸烟者，发病率也会增加20％～30％。因此，吸烟者应该破除自己无法戒烟或不想戒烟的想法，加强对吸烟有害身体健康的认识，为了自己和他人的健康尽早走上戒烟之路。

中国人爱吃饭、爱应酬，而应酬场合豪爽的男人又离不开酒，更有很多男人以自己酒量好自夸。相对于有百害而无一利的抽烟，饮酒对身体健康的影响，我们可以分两方面来看。

根据人体消化的原则，酒精要经过两个分解阶段才不会伤到肝。第一阶段的分解会先产生伤肝的物质，这些物质经过第二阶段的分解就不会伤肝。如果第一阶段伤肝物质产生得太快，第二阶段就无法立即消化，一旦肝细胞积累太多伤肝物质，就会造成肝功能障碍。

酒精的主要成分是乙醇，乙醇在人体中的代谢是一个复杂的过程，整个过程需要大量的酶来参与，酶是一种蛋白质，是由各种氨基酸组成的。促进人体与乙醇反应的氨基酸主要有L-半胱氨酸和L-丙氨酸。如果人体中这两种氨基酸代谢数量不够，就容易引起醉酒，伤身伤肝。

因此，如果人们经常出席无法推辞的酒宴，若想保护好自己的肝脏，就应该服用一些含有L-半胱氨酸和L-丙氨酸的食物、片剂、口服液加速乙醇转化酶的产生，从而加快酒精在人体的代谢，减轻肝脏解毒的负担，对脂肪肝、酒精肝的预防可起到重要的作用。

任何事物都是有两面性的，喝酒也一样，过量饮酒伤身，适量的饮酒却有益身体健康。每日摄取一些酒精饮料能降低男性心脏病的发病率。那么，该喝哪些酒，怎么个喝法，才能发挥出酒的长处，免除人的后顾之忧呢？

1. 白酒有助于安眠

白酒的成分很复杂，其中的一些物质是人体健康所必需的。失眠症患者睡前饮用少量的白酒有助于睡眠。而且，适量饮用白酒，能刺激胃液与唾液的分泌，起到健胃的作用。不过，普通人饮用白酒时候，高度白酒每日饮用量不宜超过2两，低度白酒最好不要超过3两。

2. 黄酒有助于美容

黄酒是以小米为原料，经过长时间糖化和发酵而成的，原料中的淀粉和蛋白质被分解成小分子物质，极易被人体吸收。黄酒含有大量的有机酸、氨基酸和各种维生素，具有极高的营养价值。黄酒的营养成分，对女性美容、老年人抗衰老有一定的功效，比较适合日常饮用。不过，黄酒每日的饮用量应在7两之内为宜。

3. 啤酒有助于健胃消食

啤酒是一种高热量的饮料，1升啤酒的热量相当于200克白面包，因此具有“液体面包”之称。啤酒具有增进食欲、刺激胃酸分泌、提高消化能力等作用。但是，啤酒的热量较高，在人体中代谢较快，过量饮用容易形成“啤酒肚”。啤酒每日的饮用量不宜超过两瓶，而且长期饮用啤酒的人应注意多进行腰部锻炼，以防“啤酒肚”的发生。提醒中年以上男人：饮用啤酒越少越好，不饮更好。

4. 葡萄酒有助于保护心血管

葡萄酒是一种低度酒，含有锰、锌、钼、硒等微量元素以及大量的维生素。心脏病专家研究表明，每天喝少量的红葡萄酒能够降低血浆黏度，使血栓不易形成，预防动脉硬化。不过，葡萄酒也不宜多喝，每日以四两左右为宜。

最后需要指出的是：如今市场上药酒的种类很多，制作工艺和药性各不相同。根据功效可分为：发热解毒酒、理气活血酒、补益健身酒、杂症辅疗酒。在药酒的饮用上，男人们应谨慎选择，根据自己的身体状况选择适用的药酒。每日的饮用量，可根据医嘱、药酒的说明及药酒的度数决定。

第三章

好身体源自运动

“运动是自己命运的创造者”，这是诺贝尔奖得主谢灵顿的至理名言。的确，运动是一付良药，它能让男人释放生活与工作的压力，锻炼男人的耐力与坚韧。男人的健康离不开运动，运动自己的体魄，才能拥有一颗健康的心和健全的人格。但也只有掌握了科学运动方法，男人才能达到健身的目的。

第一节　运动对于男性健康的重要性

不难发现，在目前的中年男人中，高血压、高血脂患者呈逐年上升趋势，这除了饮食不合理等因素外，主要原因是缺少运动。

在运动人群中，基本呈现两头大、中间小的情况。也就是说，参加运动的人群主要集中在老年人和青少年，而作为社会中坚力量的中年男性，尤其是从事脑力劳动的职场、商场男性，受事务多、工作忙等诸多因素的影响，反而不注意运动。

中年男人是社会和家庭的脊梁，他们经常起早贪黑，加班加点，户外活动基本停止，结果可能工作取得了成就而身体却垮下来了。加强锻炼，恢复体能，是摆在有类似状况的中年男性面前的一项紧迫任务。

体育运动对身体健康起着不可替代的作用。合理的运动可以帮助男人增强身体机能，对心血管系统、呼吸系统、消化系统、神经系统、内分泌系统都有极好的改善作用。据研究，合理的体育运动还可以抑制癌症、降低血脂、提高免疫功能、保持耐力以及保持镇静等。

调查显示，那些在35～79岁有足够运动量的男性，寿命要比不定期运动的男性长1～2年。需要提醒的是，体育运动要常年坚持，不能因为天气的变化、工作的繁忙或其他原因而中断。只有持之以恒，才能帮助机体提高适应外界环境的能力。不过，想运动的中年男性朋友应选择适合自己的“运动处方”。如果身体某些部位出现疼痛、拉伤、扭伤、发炎等问题，要及时咨询医生，避免运动后的症状加剧，正确的运动甚至可以逐渐缓解疼痛。

循序渐进也是中年男人健身锻炼中的一个重要原则。它是根据运动条件反射的建立和巩固规律以及生物机体对负荷刺激的适应性提出来的。技术动作的难易、训练要求的高低、运动负荷的大小等都应该遵循这一原则，既不能急于求成，又不可墨守成规。身体素质和运动能力是人们进行体育锻炼、评价体质好坏的主要标志。

35～40岁，这个年龄段是男人从青年走向中年的过渡时期，其生理机能已出现微妙的衰退迹象，如体力下降、肌力减弱、肺通气量降低等。因此，男士们从35岁开始，就要有针对性地加强运动了。有氧运动是中年男性不错的选择，它除了有助于骨骼和肌肉的健壮外，还能预防心脏疾病、保持思维敏捷及减轻精神压力。有氧运动的形式很多，如快走、慢跑、游泳、骑自行车等。

处方1：收腹举腿

练习方法：身体仰卧躺在斜板上，两臂伸直，双手握住头后的支撑物，上体固定不动，双腿伸直向上做收腹举腿运动。两腿尽量贴近胸部再放下，再举腿，依次进行。

要求：斜板固定的角度可根据自己的体能状况，如腰腹力量较好，斜板的坡度可大一些，力量小，坡度可小些。收腹举腿时，两腿伸直；膝盖不要弯曲；腿放下时，速度减慢，可拉伸腹部肌肉；一组做10～15次，做完后休息1～2分钟，再做下一组练习，可做2～3组。每周做2～3次。

作用：提高腰腹肌力，扩展胸部，增强呼吸机能。

处方2：负重踢腿

练习方法：

（1）身体直立，一腿支撑（体质较弱的可扶支撑物），另一小腿绑上沙袋或其他重物，做前踢腿动作，踢的高度应与上体形成直角，踢5～10次后，再换另一腿继续进行。

（2）准备动作同方法1，但不是向前踢腿，而是向身体侧方踢腿，向侧方踢的幅度越大越好，踢5～10次后，再换另一侧腿踢动，各交换3次。

（3）与上述方法略有区别：不是踢腿，而是屈伸。具体做法是，坐在高凳上，脚勾住哑铃或挂上其他重物或小腿绑沙袋，上体自然略含胸，两手扶于高凳两侧，不负重的腿自然下垂，负重的腿做屈伸运动，屈伸10次后换另一腿进行，两腿交换3～4次。

要求：做前踢、侧踢腿时，腿要伸直，不要弯曲膝盖，上体不动；做高凳屈伸时，上体不动，以膝关节为轴做屈伸运动。

处方3：仰卧两头起

练习方法：平躺于地板或床上，两腿并拢自然伸直，两臂于头后自然伸直。起坐时，两腿两臂同时上举下压，向身体中间靠拢，以胯为轴使身体形成对折，然后恢复原状，再继续做两头起的运动。连续做10～15次，每次练习做2～3组，每周锻炼3～5次。可利用早晨起床后或进行其他运动后，以辅助练习进行锻炼。

要求：两头起坐时，四肢要自然伸直，不要弯曲膝盖，要同时动作，不要有先后；两头起时吸气，腿放下时呼气，不要有意憋气；初练时，协调性可能较差，手脚不能同时起或对折角度小（手脚碰不到一起）。这没关系，随着时间的推移，可使动作做得完满。

作用：增加腰腹力量，提高身体的协调性。

第二节　不同年龄段的男人运动方案

男人在不同的年龄阶段适用不同的运动方案，合理科学的运动方案有助于男人的健康，能够达到事半功倍的效果。

1.20岁男人的运动方案

这个时段身体功能处于鼎盛时期，心律、肺活量、骨骼的灵敏度、稳定性及弹性等各方面均达到最佳点。从运动医学角度讲，这个时期运动量不足比运动量偏高更对身体不利。这个年龄段的人可进行任何运动强度的锻炼。

20多岁的男人，可星期一、三、五隔天锻炼一次，每次大约30分钟，方法是试举重物，负荷量为极限肌力的60%，一直练到肌肉觉得疲劳为止(大约每次做10～12次)。如多次练习并不觉得累，可以加大器械重量10%，必须使主要肌群都得到锻炼。

20分钟的心血管系统锻炼，方法是慢跑、游泳、骑自行车等，强度为使脉搏达150～170次/分钟。

在冬季，适合20岁左右年轻人的运动很多，如滑雪、球类运动、长跑等，可以根据自己的爱好选择。但这个年龄段的男性在运动时应遵从“持之以恒”的原则，即运动量不必太大，最好能够做到每天运动30分钟以上。如果没有时间，一周进行锻炼的次数也要在4～5次。年轻男性需要避免的是“不活动则已，一活动就过于剧烈”，搞得身体疲惫不堪，这样不利于增加机体的调节免疫力。

2.30岁男人的运动方案

这个时期，男人的身体功能已过了巅峰。这时如忽视身体锻炼，对耐力非常重要的摄氧量会逐渐下降。此时身体的关节常会发出一些响声，这是关节病的先兆。为了使关节保持较高的柔韧性，应多做伸展运动。还要注意心血管系统的锻炼。

30多岁男人的锻炼周期仍可以是星期一、三、五隔日一次，每次进行5～30分钟的心血管系统锻炼（慢跑或游泳），强度不要像20岁时那样大。20分钟增强体力的锻炼，与20岁时相比，试举的重量要轻一些，但做的次数可多一些。

5～10分钟的伸展运动，重点是背部和腿部肌肉。久坐办公室的人更要注意伸展运动。方法是：仰卧，尽量将两膝提拉到胸部，坚持30秒钟；仰卧，两腿分别上举，尽量举高，保持30秒钟。

35岁，对于男人来说，正年富力强，衰老似乎还很遥远。但是，这个年龄段也是男人从青年走向中年的过渡时期，其生理机能已出现微妙的衰退迹象，如体力下降、肌力减弱、肺通气量降低等。因此，男士们从35岁开始，就要有针对性地加强运动了。

处方1：收腹举腿

练习方法：身体仰卧躺在斜板上，两臂伸直，双手握住头后的支撑物，上体固定不动，双腿伸直向上做收腹举腿运动。两腿尽量贴近胸部再放下，再举腿，依次进行。

要求：斜板固定的角度可根据自已的体能状况，如腰腹力量较好，斜板的坡度可大一些，力量小坡度可小些。收腹举腿时，两腿伸直；膝盖不要弯曲；腿放下时，速度减慢，可拉伸腹部肌肉；一组做10～15次，做完后休息1～2分钟，再做下一组练习，可做2～3组。每周做2～3次。

作用：提高腰腹肌力，扩展胸部，增强呼吸机能。

处方2：仰卧两头起

练习方法：平躺于地板或床上，两腿并拢自然伸直，两臂于头后自然伸直。起坐时，两腿两臂同时上举下压，向身体中间靠拢，以胯为轴使身体形成对折，然后恢复原状，再继续做两头起的运动。连续做10～15次，每次练习做2～3组，每周锻炼3～5次。可利用早晨起床后或进行其他运动后，以辅助练习进行锻炼。

要求：两头起坐时，四肢要自然伸直，不要弯曲膝盖，要同时动作，不要有先后；两头起时吸气，腿放下时呼气，不要有意憋气；初练时，协调性可能较差，手脚不能同时起或对折角度小(手脚碰不到一起)。这没关系，随着时间的推移，可使动作做得完满。

作用：增加腰腹力量，提高身体的协调性。

处方3：负重踢腿

练习方法：

（1）身体直立一腿支撑(体质较弱的可扶支撑物)，另一小腿绑上沙袋或别的重物，做前踢腿动作，踢的高度应与上体形成直角，踢5～10次后，再换另一腿继续进行。

（2）准备动作同方法1，但不是向前踢腿，而是向身体侧方踢腿，向侧方踢的幅度越大越好，踢5～10次后，再换另一侧腿踢动，各交换3次。

（3）与上述方法略有区别：不是踢腿，而是屈伸。具体做法是，坐在高凳上，脚勾住哑铃或挂上其他重物或小腿绑沙袋，上体自然略含胸，两手扶于高凳两侧，不负重的腿自然下垂，负重的腿做屈伸运动，屈伸10次后换另一腿进行，两腿交换3～4次。

要求：做前踢、侧踢腿时，腿要伸直，不要弯曲膝盖，上体不动；做高凳屈伸时，上体不动，以膝关节为轴做屈伸运动。

作用：主要发展小腿及大腿股四头肌的力量。

3.40岁以上男人的运动方案

超过40岁的人选择运动项目不仅应有利于保持良好的体型，而且能预防常见的老年性疾病，如高血压、心血管病等。

锻炼每星期进行两次，内容包括：25～30分钟的心血管锻炼，中等强度，如慢跑、游泳、骑自行车等。50岁以上的人脉搏每分钟不超过130～140次。

10～15分钟的器械练习，器械重量要比30岁时的轻一些，重量太大会损害健康，但次数不妨多些。为防止意外，最好不使用哑铃，用健身器械。

5～10分钟的伸展运动，尤其要注意活动各关节和那些易于萎缩的肌肉。每周加一次45分钟增强体力的锻炼，不借助器械，可用俯卧撑、半下蹲等，重复多组，每组约20次，数量依自己的承受力而定。

推荐运动项目：网球、游泳、慢跑、跳舞、散步、高尔夫球。

4. 50岁男人的运动方案

50岁以上男人运动时脉搏每分钟最好不超过130～140次，可做一些自己能承受的运动，如慢跑、打高尔夫球、散步、打太极拳等。做器械运动要防止意外，最好不使用哑铃，改用健身器，进行5～10分钟的伸展运动，尤其要注意活动各关节和那些易于萎缩的肌肉。此外，一周加做一次45分钟的增强体力的锻炼，可用俯卧撑、半下蹲等，重复多组，每组约20次。

第三节　脑力劳动男人的运动方案

从事不同职业的男人，也应该有不同的健身方式，如果方式欠妥或者违背科学规律，不但不能起到强身健体的作用，反而会适得其反，对身体造成伤害。尤其是中年劳心男人更应该注意。

对于长期从事脑力劳动的男人来说，体质普遍较差，长久伏案工作，很容易引起头痛头晕、乏力、失眠、记忆力减退、腹胀、便秘等症状，容易出现颈部酸痛。因此进行运动锻炼时，要求充分活动身体关节，减轻压力，消除疲劳，从这些方面出发，制订合适的锻炼方法。

脑力劳动的男人在工作闲暇之余，可以进行以下简单的运动，来舒缓工作压力，保持清醒的头脑：

1. 梳头

以手指代替梳子，从前额的发际出发向后梳到颈部，然后以弧形的轨迹梳到耳上及耳后。这种梳头的方法，可以改善大脑血液供应，健脑爽神，降低血压。

2. 练眼

每工作半个小时，要休息眼睛一分钟。在这一分钟内，先远眺一会儿，再紧眨双眼数次，使眼睛得到休息，也可以转动眼球运动。这些方法都有助于放松眼部肌肉，促进眼部的血液循环。

3. 脸部运动

在工作间隙，可以运动一下脸部来保持清醒：将嘴巴最大限度地一张一合，带动脸上全部肌肉以及头皮进行有节奏的运动，持续50次。这种方法可加速血液循环，缓解脸部各种组织器官的老化，保持头脑的清醒。

4. 头颈运动

先抬起头，尽量往后仰，再把下颌俯至胸前，使得颈背部肌肉拉紧和放松；然后缓慢做头部圆周运动，并向左右两旁侧倾15次左右。腰背贴着椅背，双手在脖颈后抱拢片刻，能够起到提神的效果。

除了室内活动之外，脑力劳动者每周最好进行一次较大活动量的锻炼，如郊游、打球、爬山等活动，既锻炼了身体，又能心旷神怡，有助于消除疲劳。下面介绍几种适合脑力劳动者的室外健身运动：

1. 跑步

方法：先慢跑5～10分钟，待身体渐渐发热之后，再稍微加快速度，跑上15～20分钟。跑步时动作要轻松、自然，呼吸与跑步的节奏相配合。

要求：每周跑步3～5次，每次20～30分钟。

作用：可增强心肺及呼吸机能，提高身体的耐力，增强腿部力量。

2. 原地高抬腿跑

方法：自然站立，双眼目视前方。一腿高抬，另一腿支撑，两腿互相交换进行。

要求：大腿要抬到一定高度，与地面保持平行，两臂向前摆动的幅度越高越好。每天可早晚练习。

作用：增强心肺功能，增强腿部力量，加强肩、髋关节的柔韧性。

3. 原地跳跃

方法：身体自然直立，两臂自然下垂于身体两侧，跳跃时两脚后跟离地，身体上升，下落时双膝微屈脚后跟着地。

要求：每天可早晚练习。练习时要采用自然呼吸，不要憋气。跳跃速度不宜过快，以近1秒钟跳一下即可。

作用：增强心肺功能，放松全身的骨骼和肌肉。

4. 骑车出行

在晴朗的天气里，骑车出游也是一种不错的户外锻炼方式，周末与家人或伙伴一起骑车远游，到青山绿水、风光宜人的郊外，既可以欣赏美丽的大自然及田园风光，陶冶情操，舒缓压力，又可以起到锻炼身体的目的。

脑力劳动者因为工作性质及条件所限，往往会使身体局部活动受压，如不注意纠正身体姿势和加强锻炼，就会对身体产生严重的影响。因此，日常要有意识地增加体育锻炼，才能让青春活力保持得更长。

第四节　利用生理周期制订运动方案

要知道，男人也有一定的“生理周期”，即使是一天中生理状态也有高潮和低谷之分，如果锻炼计划能与这些生理周期相一致，那么不仅能使锻炼更有效，而且也能使锻炼更轻松。

如果要充分利用生理周期锻炼身体的话，那必须首先明确锻炼的目的，是想增进健康，是要减肥，还是希望改善心情、增加活力、提高睡眠质量？如果想消耗更多的热量以减少脂肪，最好的锻炼时间是在进早餐之前。减少脂肪的另一绝佳时间是在下午较晚的时候和傍晚，此时体能和起刺激作用的荷尔蒙，像肾上腺素，正处于最高点。如果锻炼目的是解除紧张，甚至简单地做做伸展运动或者出去散散步，都可以减少精神上的紧张不安。花费一周的时间，每两小时监测一次体温会有助于制订锻炼计划。

白天的锻炼也能帮助人晚上睡得更好。某大学的一项研究表明，43名因为紧张而导致睡眠障碍的志愿者在每天晚餐前做30～40分钟低强度的有氧运动后，他们普遍感到入睡快了，睡眠时间平均长了一小时，睡眠质量也提高了。

如果有人视锻炼为累赘，那么就尝试一下让锻炼与人的生理周期同步吧，说不定会从此爱上运动！下面列出一天中男人的生理周期和它们相匹配的运动类型：

1.6：00～9：00

此时间段人体体温较低，关节和肌肉最为僵硬，所以最宜做一些强度较小而又需要有耐力的运动。比如：跑步、散步、射箭、投掷、航海、冲浪、划船及踢足球。另外，由于心率和身体被唤醒的程度也最低，所以，此时是从事一些需要双手稳定性较好的运动(如射箭、投掷等）的大好时机。

2. 15：00～18：00

这是锻炼的最佳时机，因为此时体温上升，肌肉的力量和弹性开始达到顶点。适宜网球、排球、举重和消耗脂肪的有氧运动。15：00左右呼吸通道也最为松弛，因而呼吸通畅，这意味着你能吸入更多的氧气，而氧气能增加肺活量，帮助心脏更有效地工作。15：00肾上腺素分泌最为旺盛，肾上腺素增加，表明体能在增加，对痛苦的承受能力也在提高，这样便能挑战自我而没有太多的不适。

3. 18：00～20：00

芝加哥大学的科学家们发现，锻炼的最佳时间是在傍晚时分，因为此时皮质醇和甲状腺素水平最高，而这些激素与加速代谢和消耗脂肪相关联。到了晚上，人的体温是最高的，因而肌肉最为柔韧。同时肾上腺素的分泌也达到了顶点，艰苦持久的运动因而变得轻而易举，这将有助于你更快地适应这样的运动：游泳、体操、疾跑、瑜伽、芭蕾、伸展运动或有氧运动。当然，晚上锻炼有一点要注意，进餐后应休息一会儿再运动，特别是患有胃下垂疾病的男人，不但饭后不能散步，反而应在饭后平躺片刻。因为饭后胃内食物增加，立即活动会增强胃的振动而加重胃的负担，严重时还会使胃下垂加重。而且饭后胃肠活动增强，这时运动会造成大脑供血不足，易发生中风等意外事故。因此说："要活九十九，饭后不要立即走。"

第五节　男人健美的误区

没有一个男人不希望自己拥有一副健美的体魄，然而通过运动锻炼健美时，很多男人却常常会走入误区。本节我们就将男人在健美中的误区一一清扫。

男人健美误区一：动作不规范

掌握正确的动作是获得健美成效的前提条件。比如在做"反握臂弯举"时，肱二头肌不酸胀，前臂屈指肌群却很酸胀；做窄握"仰卧推举"时，肱三头肌没有什么反应，胸大肌却反应较大等。这些都是不规范的动作造成的，使锻炼效果大打折扣。此外，动作不规范不仅事倍功半，长期练习下来，甚至会使肌肉发育畸形。例如，练肱二头肌时，在前臂伸展不充分的情况下反复弯举，久而久之，不仅效果不佳，肌腱也会变得僵硬。所以，进行健美训练必须懂得每个动作的技术要领和正确做法，练习中即使感到力不从心也不能使动作走样。为了使动作不走样，除了请教别人指导外，对着镜子做也是检查和改进的好方法。

男人健美误区二：运动缺乏节奏

健美是身体局部的肌肉运动，要使局部肌群集中用力，动作就必须做到平稳、稍缓，不能时快时慢，没有节奏感。在练习的全过程都要进行适当控制，以加大刺激的强度和深度。也就是说，肌肉用力收缩时的动作速度稍慢。不得借助反弹或惯性力，要靠所练部位的肌肉收缩来克服阻力。当肌肉收缩到极限状态时，静止1～2秒钟。动作还原时，肌肉也要用力控制，直至充分伸展。这样做可以加大对肌肉的刺激，使更多的肌纤维参与收缩，让更多的毛细血管扩张充血，从而给肌肉提供更多的氧气和养料，促进肌肉生长。

男人健美误区三：边健美边走神

做健美运动时，意念应完全集中在被练的肌肉上，从而更好地控制自己的身体姿势，掌握好用力的顺序、方向、角度和速度等。这样才能使所练肌肉更多的纤维参与收缩活动，承受更大的训练负荷，取得更好的训练效果。若难以做到这一点，既容易受伤，又影响锻炼效果。

男人健美误区四：不会正确地呼吸

健美锻炼时，如果呼吸与动作配合不好，易导致机体过早疲劳，甚至产生胸闷、气短、恶心、呕吐、昏厥等不良反应。正确的呼吸一般是肌肉收缩或用力时深吸气，肌肉放松或动作还原时深呼气，每做一次动作呼吸一次。进行大强度训练时，应先吸气、憋气，使胸腔骨盆固定，为上下肢肌肉活动创造稳固的支点，以利肌肉收缩用力。但在一般情况下，最好不要憋气做动作。做动作呼吸急促时，可张口闭齿吸气或完成一次动作时进行两次以上的呼吸。

男人健美误区五：心血来潮练健美

身体各部位肌肉都需要匀称发展，如果单纯地只练一两个部位是没什么效果的。有人胸、臂部肌肉练得很棒，却忽视了其他部位的锻炼，尤其是腹、腿部，结果体格发展不匀称，很难看。练习还要遵循正确的程序，即先练大肌群，后练小肌群，不能练反了。大肌群是指胸、背、大腿等部位的肌群，在练这些大肌群时，相关的小肌群也同时参与了活动，得到了一定的锻炼。如果一开始就练小肌群，如肱三头肌，到仰卧推举来练胸大肌时就会因肱三头肌已疲惫无力而难以协助胸大肌完成功作了。

男人健美误区六：锻炼强度过大

锻炼过度是健美运动时常遇到的问题。不少初练者往往认为增加运动量就能取得更大的效果。在这种思想的指导下，不少人每周练6天，每天练4～5小时。其实健美锻炼的效果(长肌肉)是在休息时间实现的。锻炼的时间过长或次数过多，人体就难以得到充分的休息，肌肉也就难以长起来，甚至会受伤生病。而每周练3次、每次1.5小时左右的频率是最好的。每周练6次效果绝不会加倍，但受伤的危险却可能增加。健美锻炼也要讲究适度。

男人健美误区七：随意延长锻炼时间

许多男人为了练出“肌肉块”，总想在每次锻炼课中以最大的努力完成最多的内容。在这种思想指导下，往往随意增加练习的组数和次数，任意延长时间。然而，这样做不仅不能如愿以偿，还会适得其反。延长锻炼时间会影响注意力的集中，削弱注意力，结果容易引起运动损伤；还会使练习兴趣下降，变愉快为烦恼，肌肉出现“超饱和度”现象，动作走形，质量下降。所以对于练习健美的人来说，质比量更重要。

第六节　男白领的办公室运动方案

不消耗体力的办公室生活让白领先生们尽享现代化办公优越，但同时他们的体能与体态也发展到了让人堪忧的地步。眼看自己的肚腩日渐隆起，不妨学学办公室先生运动宝典。

1.男白领运动计划——早晨篇

早上空气新鲜，晨练可以使人一天在办公室工作都精力充沛。早晨最佳的锻炼方式主要有：

⑴慢跑+气功

跑前要活动一下手脚，甩甩手、压压腿、转转腰。跑的距离长短可以根据自身

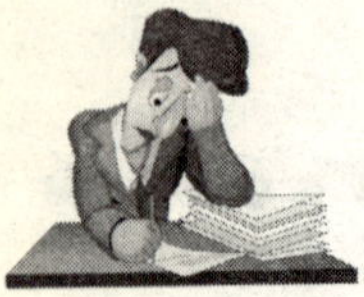

和客观条件而定，也可以在户外原地高抬腿跑或是使用街边跑步器。做深呼吸可以练有氧呼吸气功：双腿叉开与肩平齐，闭眼后全身放松，吸气入腹，憋气的10秒内从丹田运气经胸腔、咽喉、小舌、后脑至腰部脊椎，再缓缓呼出体内气体，这样循环做上20～30分钟。

⑵跳绳+做操

跳绳可以促进血液循环、供给大脑更多氧气和养分，起到通经活络、健脑和温煦脏腑的作用，提高思维和想象的能力，所以得跳绳15分钟。而做操是为了平和情绪，让身体各部分肌肉都得到运动，所以也要15分钟为宜。

⑶骑自行车

骑自行车上班也是不错的健身运动，还有，人们要尝试慢跑或步行上班。如果办公地点离家近的话，放一套西装革履在办公间，穿上运动装和跑鞋活跃在路上，是时下很流行的一种白领上班方式。

2.男白领运动计划——办公室篇

白领在面对电脑，或者伏案工作时一定要保持正确的坐姿，尽量拉近与工作台的距离。坐时头颈避免前倾或后仰，腰部挺直，双肩后展，臀部要充分接触椅面。工作间隙应经常活动颈部和肩部。

头颈操预防、缓解颈椎病

双手交叉抱头，用力向胸前压，然后双手放松，同时头尽量向上抬起，重复12～15遍为1组。建议每次做4组。

身体坐在椅子上，双手叉腰，头做绕环运动，向左环绕3～4周，继而向右环绕3～4周，此为1组，建议每次做4组。

上肢操活动肩关节

坐或站立，两臂侧平举，分别做直臂向前、向后绕环。每组正反方向各6次，每次3～4组。

双手扶桌，略宽于肩。双腿伸直，双臂弯曲至90度角同时吸气，用胸部的力量带动手臂发力撑起上肢时呼气。重复8～12次为1组，建议做3～4组。

腰腹操预防腰椎疾病

坐在椅子上，双手各持1瓶矿泉水，上身下倾至双腿，使用腰部力量挺直上身，同时肩胛骨向内夹，尽量使双肩向后打开。重复10～12次为1组，建议做3～4组。

坐在椅子上，双手交叉抱住双肩，腹肌用力向下挤压的同时呼气，保持2秒后，上身还原，伸展腹肌，同时吸气，重复10～12次为1组，建议做3～4组。

背部及下肢操预防背部僵硬

双腿略弯站立，腰部弯曲至90度，双手各执重物自然下垂，将背部展开，用背部力量使肩胛骨收紧，保持2秒，每组10～12次，建议3～4组。

双手叉腰或各执一重物，身体保持正直，向前跨步，重心下压，前腿用力蹬起至略微弯曲即可，重复8～10次，然后还原换另一边，此为1组，建议做3～4组。

3. 男白领运动计划——工间篇

如果工作单位有活动条件和场地，乒乓球、网球、羽毛球等运动是最好的选择。当视线随球上下、左右、高低运动时，睫状肌、眼外肌不断放松与收缩，促使眼球组织的血液供应和代谢，有改善视力的功能，舒缓工作时用眼过度的压力。

此外，饮食也是健康身体的保证，午餐尤其重要。应该注意选择新鲜的、脂肪和糖含量低、维生素和矿物质含量高的食物。如：水果、蔬菜、乳制品、果汁、海带等。适量的果酒或保健醋，不但帮助消化，还能使精力充沛。

4. 男白领运动计划——下班篇

绝大多数职场男士都是一下班就回家，或者是在外面酒足饭饱后回家，最不利健康的是无休止地躺在沙发里看电视，这样最容易发胖。与其这样，不如一个星期抽几个晚上去游泳池游泳。游泳、篮球、爬山等运动是有氧运动，对消耗脂肪特别有效。研究发现，凡是增氧健身运动皆有减肥功效，如遇到加夜班过晚，可吃少量易消化、含维生素和蛋白质的食物如牛奶、粥食、面点、蛋花汤等。

第七节 男人要经常跑步和散步

跑步和散步是最常见的锻炼方式，也是最容易坚持的锻炼方式。其实，最简单的东西往往是最有效的。

步行是人类最基本的运动方式，也是最佳的运动方式之一。一个不经常运动的人如果每周步行20～30分钟，坚持几周，健康水平就能有大幅度提高。虽然步行不如慢跑消耗的能量多，但是一般可以坚持得更久一些，这样也可以达到锻炼的效果。长期步行的人的受伤概率比跑步者要小，而且居住在大城市的人还可以用步行来节省时间，现在交通堵塞的情况越来越严重，上下班时以步当车既能达到健身的目的又能免去塞车的烦恼。

散步是最安全、最容易做到的运动项目，对促进健康、延缓衰老具有重要作用。正如一位学者所说："获得健康的一个最简捷的途径就是走路。"自古以来，我国人民就把散步作为延年益寿的运动，如在《黄帝内经》一书中就有"广步于庭"的记载，意思就是在庭院里缓缓地散步。一般而言，散步至少有下面几点好处：

1.强肢健足，保持关节的灵活性

经常坚持散步的老年人，腿脚灵活，动作敏捷，显得年轻多了。

2.促进血液循环，增强心脏功能，增加血管的弹性

有助防治高血压、冠心病等疾病。

3.增加肺活量，改善肺功能

到野外散步可以呼吸到新鲜空气，满足人体对氧气的需要。

4.使人心情舒畅，精神放松

尤其是到野外或公园散步，欣赏大自然的美景，呼吸清新的空气，令人心旷神怡，从而调整神经系统功能，不仅能消除紧张、忧郁的情绪，有利于身心健康，对神经衰弱、神经官能症、长期失眠等，也有辅助治疗作用。

5.增强新陈代谢和消化功能，促进食物的消化吸收

一般而言，散步容易做到，但坚持下来却不容易。应该注意下面两点：

⑴循序渐进。

开始散步时，走的距离应短一些、速度慢一些，以自我感觉舒适、不过分疲劳为度，逐渐延长距离、加快速度。比如，开始用慢速(每分钟60～70步)和中速(每分钟80～90步)散步，以此速度每次走30～60分钟的距离即可。经一段时间后，可选择快速散步法，即每小时步行5～7公里，每次步行60分钟左右，但步行时最高心率应控制在每分钟120次以下。还要注意根据自己的健康状况，来确定散步的方式、距离和速度。散步时步伐要均匀，精神要放松，呼吸要有节奏。

⑵持之以恒。

如果“三天打鱼，两天晒网”或“一曝十寒”，就达不到预期目的。一旦作出散步计划，就要下决心付诸行动，每天要走出散步的时间和线路，以顽强的意志，持之以恒地坚持下去，还可以采取“以步代车”的办法，若家离工作地点较近，干脆徒步上班。即使乘公共汽车上班，也不要出了家门就上车，而应该走2～3站路再乘车。

跑步这种运动方式也是适合男人练腿强身的简易有效方法，它比散步的运动量更大一些，可以在散步的基础上进行。跑步也有学问，应注意下面几点：

（1）从慢跑开始，稍快于步行即可，以边跑边与同伴说话而不感气促为度。

（2）跑步时要注意姿态。应轻松自如，上身略向前倾，全身肌肉尽量放松，双臂自然摆动，两脚落地时要轻一些。如果在柏油马路或水泥路面上跑步，应用前脚掌落地，以减少震动。若在泥土地或跑道上跑步，可用全脚掌着地，这样不容易疲倦。

（3）衣着要得体。跑步时最好穿运动服和软底、富有弹性的鞋。

（4）跑步后要注意清洁卫生。跑步后出汗应擦干身上的汗水，更换内衣。有条件者可洗温水浴，但千万不要用冷水洗头或浇身。

（5）跑步的运动量一定要适当。一般可用适宜的心率进行控制：60～70岁的老年人可控制在每分钟约100次；71～80岁的每分钟约90次；81岁以上每分钟约80次；

（6）跑步前要做一些简单的准备动作。如伸腰、压腿、深呼吸动作等。跑步将近结束时，逐渐减速，步行一会儿，再停下来。

（7）患慢性病者跑步应慎重。应到医院检查一下，经医生允许并在医生指导下再去跑步锻炼。

除了常规的散步与跑步以外，还可以尝试一些新鲜的“走法”。长期单一的步行锻炼，势必会让人感到枯燥，从而产生厌倦，没准还会放弃锻炼。那为什么不考虑尝试一些新的步行方式？这些多样的方式肯定会激发人的锻炼兴趣，增强健身效果。下面介绍的几种步行方式。

1.变速走

如果总是按照一种节奏和速度进行锻炼，容易感觉枯燥，这时可以先慢走一段距离，然后快走一段距离，再放慢行进速度，采取快慢速度交替进行。

2. 快步走

快步走与普通的散步不同，它的动作要求比较严格，要求步幅适中，步频较快，双臂摆动均匀有力。它的步行速度较快，运动强度较高，所以对于减肥有良好的效果。

3. 赤脚走

平时行走大家都是穿着鞋袜的，有兴趣的话，不妨把双脚从鞋袜中解放出来，让它感受一下阳光和空气。人体的内脏器官在足底都有反应点。赤着脚走路，足底的穴位和内脏反应点可以直接受到地面的刺激，达到按摩脚底的效果，这样不但可以增强足弓力量，还可以促进全身血液循环的通畅，对心肺等内脏器官具有保健的效果。赤脚走路还有利于足部汗液的分泌和蒸发，防止脚气。人体积存过多的静电对健康有害，经常赤脚走路能使多余的电以脚为导体得到释放，对人体有益。但是，赤脚走对场地的要求比较高，应避免脚部受伤。

4. 滚铁环走

滚铁环是一种老少皆宜的活动。滚铁环可以比单调的行走要有意思得多。滚铁环的过程中，需要集中注意力，掌握好平衡，铁环才不至于倒在地上。因此，滚铁环能够消耗更多的能量，对脑部也能起到锻炼作用。

5. 逛街

逛街是女士们经常而且喜欢做的一件事情，一些男人也很喜欢逛街。没想到它居然也成了行走锻炼的一种方式。在大型商场、超市或者商业街上步行，看着周围琳琅满目的商品，是一件多么赏心悦目的事啊。除了购买自己所需商品外，或许还能从中找到自己寻觅已久的商品。购物与锻炼两不误，一举两得。

6. 跑步机行走

跑步机把户外的行走道路折叠为跑步带。利用它进行行走锻炼，避免了风吹、日晒、雨淋和严寒，可以在家中舒适的环境中进行练习。跑步机的电子显示屏上的数据可以清晰地显示锻炼时的速度、距离、心率等情况，锻炼者可以根据这些数据调整自己的锻炼计划，达到更好的效果。

7. 沙地行走

在沙子上行走的摩擦力是平整的硬路面上的摩擦力的2倍左右，所以在沙子上行走难度比平时路面上行走的难度大一些，需要消耗多一些的能量。在沙地行走能够提高腿部的蹬踏能力，增强人的体力。

8.风中行走

如果天气不太好，起风了，这对于步行者来说并没有什么影响，逆风行走因为需要克服风吹的阻力，所以需要消耗更多的体力，可取得更好的锻炼效果。

9.健步走

健步走是一项以促进身心健康为目的，讲究姿势、速度和时间的步行运动，它行走的速度和运动量介于散步和竞走(行走速度快，消耗的能量也最大)之间。其最突出的特点是方法易于掌握，不易发生运动伤害；不受年龄、时间和场地的限制，不同年龄的人群可根据自己的时间随时随地进行锻炼。

健步走的速度是决定锻炼效果的关键因素，因人而异可分为慢速走(每分钟约70～90步)、中速走(每分钟90～120步)、快速走(每分钟120～140步)、极快速走(每分钟140步以上)。

健步走不仅可以提高心肺功能耐力，改变血液质量。还可以产生增加人体免疫力、促进骨关节健康、改善心理状态、减肥等各种功效。

具体操作方法是：在自然行走的基础上，躯干伸直，收腹、挺胸、抬头，迈大步，随走速的加快而肘关节自然弯曲，以肩关节为轴自然前后摆臂，同时腿朝前迈，脚跟先着地，过渡到前脚掌，然后推离地面。健步走时，上肢应随步伐的节奏摆动，走的路线要直，不要左弯右拐，上下肢应协调运动，并配合深而均匀的呼吸。每分钟大致走60～80米，每天步行半小时～1小时，强度因体质而异，一般以微微出汗为宜，只要持续3周就可见明显效果。

10.阳光疾走

阳光孕育了生命。晒太阳可以促进人体的血液循环，增强人体新陈代谢和免疫功能，接受适量的紫外线照射能促进维生素D的合成，维生素D有助于骨骼和牙齿的健康，调节身体中的钙、磷代谢。另外，太阳的照射还可以让人情绪高涨，愿意从事富有挑战性的活动。如果上午能够享受日光照射半小时的话，对精神委靡、有抑郁倾向的症状有很好的改善。

这种锻炼方式的时间可选择在早晨6～10点或者下午4～5点进行。尽量避免12～14点这个时段，因为这时的紫外线最强，容易对皮肤造成伤害。而且，这种锻炼的时间不宜过长。

11. 负重走

在进行走路锻炼时，如果能够适当增加身体的重量，那么，热量消耗会加倍，其效果也会更佳。

第八节　运动让男人更“结实”

男人经过一段时间的锻炼，脂肪量就会逐渐减少，慢慢地就能看到一块块突起的肌肉，甚至会自然联想到“肥肉被练成了肌肉”，但这是错误的认识。本节，就来一起看看如何真正把身上的肥肉变成肌肉吧！

肌肉是附在骨骼上的许多组很长且结实的组织纤维，它们根据人的推、拉以及其他活动而伸展收缩。当进行运动时，这会对肌肉产生影响，一些纤维会在强力下会疲劳，但随后会重新恢复而且会更有力，以满足力量的需求。

在进入本节正题前，首先，要明确一个基本概念：“肥肉”和“肌肉”的组成和形成机制是完全不一样的。这具体体现在两个方面：

（1）肌肉和肥肉构成成分不同。肥肉主要成分是脂肪；肌肉的主要成分是蛋白质。脂肪和蛋白质不能互相转换，因此“肥肉不能变成肌肉”。

（2）肌肉和肥肉的形成机制也不同。肥胖者脂肪组织增加不仅表现在脂肪细胞增大，而且数量也在增多。依据脂肪细胞的特性，将脂肪增大的肥胖称为肥大型；而脂肪细胞数量增多的称为增殖型。

一般来说，男人在成年期发生的肥胖多为肥大型；幼年期发生的肥胖多为增殖型。肌肉的增大主要是由于激素和神经调节对运动后的肌肉产生了反应，使蛋白质的合成增多，肌肉体积增大。同时伴随着肌肉胶原物质的增多，使肌肉的抗拉力也逐渐增强。力量训练可以引起肌纤维的增粗，而不是肌纤维数目增多。

控制这个过程是进行肌肉锻炼的关键。通过器械锻炼和其他肌肉强化锻炼，肌肉的力量可以系统化地得到提高，并可以承受器械耐力训练。但在进行器械训练时要注意一个重要的原则：肌肉锻炼必须循序渐进。

跑到体育馆，加上超重量的平衡锤杆，试图拉起比平时锻炼重许多的它，如果使自己的肌肉和关节受到严重伤害，甚至无法恢复损伤的话，这可是一个非常糟糕的方法。相反，每次开始时要以舒适为好。接下来，要想达到全面健康，就要锻炼每一组肌肉。肌肉之间往往是互相影响和相互关联的。如果只锻炼一种肌肉而忽略它周围与之直接相连的那块，可能会造成结构失衡。肌肉过度发达不但无益而且还会成为障碍，因为它们常常有很大一部分疤痕组织(受损的肌肉纤维，它们没有柔韧性也没有有效的力量)，而且如果太多的话，将会限制行动。肌肉锻炼的最好的标准是，身体力行完成想做的任务。

这里有两种最基本的肌肉锻炼方式，一是无器械锻炼，一是器械锻炼。无器械训练简单有效，而且还有一个优点是几乎可以在任何地方进行。许多人对下面的训练都比较熟悉，但在训练时，有些要点是需要记在心里的：

1. 腹肌屈伸

这是锻炼腹肌力量的最佳方式。身体平躺在地上，两手向后抱住头。然后屈身，双膝抬起向上，同时利用腹肌带动背上部离地。而后身体展开平躺如初。注意不要用手拉脖子，同时保持背部一小部在地上。

2. 俯卧撑

这种运动既考验持久力也考验力量。在练习俯卧撑时，要做到位，手臂伸直到鼻尖几乎近地。同时还要保持身体挺直。不要想着为了数目而求快，却不做到位，正确进行俯卧撑练习与偷懒的做法相比会产生相当不同的结果，当然也是让你相当疲劳的。对于更多的肌肉锻炼，试着把手的位置放在不同的地方。有时你可以把两手分得很开，也可以把两只手叠在一起。这样将有助于隔离手臂和肩部不同的肌肉群。

3. 哑铃举重

这种运动可以锻炼肩部、背上部和臂部肌肉力量。身体坐直，两腿分开支撑身体。两手举起哑铃，手肘处呈直角。然后向上举起哑铃过顶。回到起始状态而后重复运动。

4. 引体向上

做引体向上器械很简单，它只需要一个横杆，它是锻炼臂部、肩部、胸部以及背上部肌肉非常有效的方法。像俯卧撑一样，这种锻炼也必须做到位才能发挥最大作用。两臂伸开抓住横杆，在向上拉时要保证喉部过杆。两腿脚踝交叉。在做引体向上时，要保持平稳用力而不要用猛力，在放松时同样要注意平稳。

第九节　冬季运动要讲求科学

俗话说得好："冬天动一动，少闹一场病；冬天懒一懒，多喝药一碗。"坚持冬练的人，很少患贫血、感冒、扁桃体炎、气管炎和肺炎等疾病。

寒冬季节，男人坚持室外锻炼能够提高大脑皮层的兴奋性，增强中枢神经系统体温调节功能，使身体与寒冷的气候环境取得平衡，适应寒冷的刺激，从而有效地改善机体抗寒能力。

在冬季，中老年男人应尽量早睡晚起，锻炼最好是在日出以后。但由于工作时间限制，人们不可能都等到早晨七、八点钟日出后才出来锻炼，那么可选在六、七点钟进行。冬泳最好选在午饭后1小时进行，因为此时气温较高，能使冬泳的人体温散失慢些，坚持锻炼的时间也能长些。

冬季锻炼前，首先要做好充分的准备活动。因为冬天气温低，体表血管会遇冷收缩，血流缓慢，肌肉的粘滞性增高，韧带的弹性和关节的灵活性降低，极易发生运动损伤。准备活动可采用慢跑、擦面、浴鼻、拍打全身肌肉、活动胳膊和下蹲等。尤其是冬泳下水前，一定要做充分的预备活动，通过慢跑、全身按摩等方法，调动机体各部分的机能活动，提高中枢神经系统的兴奋性和反应力。

冬季锻炼时运动量也应由小到大，逐渐增加，尤其是跑步。通过锻炼，感到全身有劲，轻松舒畅，精神旺盛，体力和脑力功能增强，食欲、睡眠良好，说明这段时间运动是恰当的；倘若感到身体软弱无力，提不起精神，疲乏不堪，食欲不佳，厌恶锻炼，就要注意减少运动量，或改用另一种运动锻炼方式。

冬季男人做户外运动，换气时宜采用鼻吸口呼，因为鼻腔黏膜有血管和分泌液，能对吸进来的空气起加温作用，鼻腔的鼻毛和鼻分泌物能阻挡空气里的灰尘和细菌，对呼吸道起保护作用。随着运动量的增大，只靠鼻吸气感到憋气时，可用口帮助吸气，口宜半张，舌头卷起，抵住上腭，让空气从牙缝中出入。

冬日运动是对付寒冷的积极措施，但也要注意，冬季是一年中的闭藏季节，人体新陈代谢水平相对缓慢，阴精阳气也都处于藏伏之中，所以运动锻炼时要注意精神内守，避免阴精阳气外泄。

对于坚持冬季长跑的男人来说，要特别注意防止滑倒。遇到冰封雪飘大雾天气，可在室内、阳台或屋檐下原地跑步，既能收到养生效果，又能避免意外。这一办法同样适用于身居闹市、无活动场地的人。

此外，男人们还需要注意运动时的保暖防寒。晨起室外气温低，多穿些衣服，做好预备活动，身体暖和后，再脱去厚重的衣裤进行锻炼。锻炼完后要及时穿好衣裤，注意保暖。尤其是冬泳后，要立即用柔软、干燥的浴巾迅速擦干全身，擦红皮肤，穿衣保暖，避免寒邪入侵。

第十节　抵抗衰老的运动方案

40岁仿佛是男人的一个坎儿，事业因各自的奋斗与机遇的不同而显山露水，当男人感到衰老将要逼近时，就应该要有针对性地加强运动了。

衰老是每个男人必经的痛。40多岁，事业与财富正是如日中天的上升期，而身体机能却已明显地开始走下坡路了。这个时期的男人，生理上出现了微妙的衰退现象，如体力下降、肌肉减弱、肺活量降低等。不过，40岁的男人仍然有较强的运动能力，所以加强运动不仅能够保持良好的身体，释放身心的压力，还能预防常见的疾病，留住青春，留住活力。

40岁的男人会受一些专属的健康问题困扰，应该如何针对身心的疲惫和疾病做相应的训练来改善这些问题呢？

1.将军肚

将军肚是40岁男人的一大问题，不过长时间的中低强度有氧训练，对减去腹部的脂肪更容易见效，因为做高强度和短时间的运动时，身体不会动用脂肪作为热量来源；而做长时间的有氧训练时，才会燃烧大量的脂肪。

2.腰背疼痛

腰背疼痛的人，腹部肌肉力量较弱，导致腰腹部承受过多和持久的压力。因此，可以在运动中增加一些腹部肌肉的训练动作，如卷腹和桥式支撑。

3.性功能下降

有性功能下降征兆的男人可以更多地选择一些高强度的重量训练，如举重等，这些训练能促进体内荷尔蒙的分泌。可每次运动30～45分钟，强度要选择最大力量的70%左右。

4.关节炎

关节炎患者要多做一些功能恢复性的训练动作，针对每个关节选择一些封闭性的训练，加强关节周围肌肉组织的平衡控制能力，增强关节的稳定性。

5.失眠

如果正常睡眠时间是23：00左右，建议在18：00去做中低强度的运动，也就是在睡眠前5～6小时开始锻炼，每次锻炼时间不超过45分钟。这虽然不能立刻解决失眠问题，但可以提高睡眠的质量和深度。

40岁男人的体型体态普遍会出现一些不好的变化：外部皮脂增厚，腰部脂肪开始堆积。这个阶段就一定要加强有氧训练，以达到比较好的减脂效果。而且有氧运动还能锻炼人的心肺功能，增加体力，使人有一颗健康的心脏。推荐的有氧运动有：网球、长距离滑雪、游泳、跑步、打高尔夫球、跳舞、步行等。

40岁以上的男人，骨骼已经完全停止生长，而且骨骼中的钙会慢慢减少，如果健身不当就容易出现运动损伤，甚至是骨折。因此，运动时一定要加强防护，尤其是对膝、踝等容易受伤的部位。这个年龄段的男人，除非是老运动员，否则一开始锻炼一定要轻，要严格控制运动的强度。一开始不要跑步，可以选择功率自行车等器材练习，以保护膝关节。在器械训练选择时，要量力而行。最好先练习一周左右的有氧运动，再逐渐接触器械。

50岁以上的男人不宜进行高强度的器械锻炼，最好不要使用哑铃和健身器。可以做一些伸展运动、俯卧撑、半下蹲等。重复多组练习，每组约20个，数量根据自己的承受力而定。

对于中年男人来说，锻炼和休息应该充分结合起来才能真正保证身体健康。因此，在锻炼结束后一定要注意休息和放松，不能锻炼一结束就立刻冲凉、吃饭或睡觉。晚上锻炼要在22点之前，然后做一些按摩，使疲劳的肌肉得到放松。

第十一节　打太极拳是男人的好运动

在很多年轻男人的心目中，打太极拳是老头子才玩的运动项目。事实上，太极拳尽管动作缓慢，但可以达到剧烈运动的锻炼效果。

年轻男人更喜欢下班后去健身房做运动，尽管能够出一身汗，但练完后往往感觉很累。其实，对于工作繁忙的上班族男人，不妨尝试下打太极拳。

太极拳将医疗保健与体育运动相结合，是中国传统文化特色之一，属于非药物性的自然保建方法。打太极拳有扶正祛邪、化淤通阻之功。太极拳的主要治疗原理为：调和人体阴阳气血，协调脏腑，疏通经络，宁神定志，激发人体潜能，身、息、心并调，精、气、神并练，动静结合，身心双调。

太极拳是全身性有氧运动，运动时每分钟心跳可达150次左右。我太极拳内外兼修，练完后身心放松，人不会感觉到累。另外，太极拳对场地要求并不严格，一套招式也就五六分钟时间，时间可长可短，特别适合工作繁忙的年轻人。

要学好太极拳，首先要对太极拳感兴趣。一些年轻人可能会觉得太极的招式复杂，学起来太费劲。因此，现在已经有一些专业人士开始设计一种名为“时尚太极拳”的招式，也就是把太极拳中适合年轻人的思想，适合现代生活节奏的一些招式独立编排，以便吸引年轻人的关注和参与。

为何一再提倡年轻人要练太极拳呢？

首先，太极拳能够调节人的思维模式。太极拳是一项富有浓郁文化气息的运动，要求锻炼的效果达到“形神兼备”。神即为思维，太极拳的理念中充满了阴阳、正负之间的变化；太极拳的动作和招式中，正反、上下、左右的变化，要求人在矛盾中达到协调统一。要学好太极拳，就必须了解和熟悉这些理念，学会在纷繁复杂中寻找并把握好平衡，这对人的身心会有一种潜移默化的影响。对年轻人的思维和行动有很好的磨炼。

其次，太极拳属于武术的范畴，要学好太极拳，先得练好基本功。太极拳动作要求的一些基本功，如腰功、腿功、旋转、翻腾、跳跃等，能对全身上下肌肉进行全面的锻炼，增强人体的力量，要练好这些，年轻人也要下大工夫。

最后，太极拳有“一动无所不动，一静无所不静”的说法，在动静转换之间，锻炼人的神经的灵活性，不仅锻炼身体，还能锻炼大脑，有利于青年人全面发展。

太极拳锻炼有三调的特点：

（1）调身练形。

（2）调息养气。

（3）调心养神。

调身练形可以调畅气血，柔筋健骨，疏通经络，调动内气运行，通过练形的肢体运动，使脏腑安和，内外协调，整体的功能得到加强。调身作为调息、调心的手段，达到形神统一，意气相合、形气相感，使形体内外和谐安舒，顺畅通泰；调息养气可以调整阴阳，协调脏腑功能，改善脏腑的血液循环；调心养神是调控心理活动、调整意念，通过意念集中，“以一念万念”，排除杂念，宁神定志。“心主神明”，《灵枢·邪客》说：“心者，五脏六腑之大主也，精神之所舍也。”通过调心，使神清气爽，“主明则下安”。

太极拳强调放松，“松静柔和”，放松为第一要义。生理学和心理学等现代科学研究表明：人处于完全放松状态时，大脑皮层的唤醒水平下降，交感神经系统有关功能下降，副交感神经系统有关功能上升，血气饱和度增加，血管舒张，血管容积增大，血管通透性明显改善，末梢血和流量增加，微循环得到改善。副交感神经功能加强，还能使胃肠蠕动分泌增强，胆汁分泌增多。

打太极拳要全身放松：将皮肤、肌肉、肌腱、筋膜、关节、内脏以及全身器官、组织都要完全放松。身心的放松，能舒缓心理压力，松弛神经、调畅情志、解除郁结，身体上的不适症状也会随之消失或减轻。太极拳站桩，除全身放松，还要意守丹田，再以意导气经会阴穴至尾闾穴，沿督脉上冲至会穴，内气沿副交感神经路线运行，内气循环不息地刺激副交感神经，并从丹田经会阴至尾闾，可增强机体正气，提高抗病能力和自我修复能力，达到扶正祛邪、化淤通阻的治疗功效。

第十二节 男人运动后的禁忌

男人坚持健身是非常好的习惯。但是，在健身运动结束后一些不太科学的习惯可能会影响到男人的健康和运动效果，不妨一起来看一下。

运动后禁忌一：立即大量喝水

剧烈运动后如果因口渴一次性喝水过多，会使男人血液中盐的含量降低，天热汗多，盐分更易丧失，导致钠代谢的平衡失调，易发生肌肉抽筋等现象。由于剧烈运动时胃肠血液少、功能差，对水的吸收能力弱，过多的水分渗入到细胞和细胞间质中。脑组织是被固定在坚硬的颅骨内，脑细胞肿胀会引起脑压升高，使人头疼、呕吐、嗜睡、视觉模糊、心律缓慢等“水中毒”症状。一次性喝水过多，胃肠也会有不舒适的胀满感，若躺下休息更会因挤压膈肌影响心肺活动。所以剧烈活动后口渴时不可喝水太多，应采用“多次少饮”的方法。

运动后禁忌二：马上吹风或洗澡

有些男人常图一时痛快，剧烈运动刚一结束，马上就用电风扇吹、进入空调室或在阴凉风口处乘凉。这样做会带走身体的很多热量，使皮肤温度迅速降低，同时通过神经系统反射活动，会引起上呼吸道血管收缩，使局部抗病力量下降。于是，寄生在上呼吸道黏膜上的细菌病毒就会乘机大量繁殖，引发感冒、伤风和气管炎等疾病。有些人剧烈运动后就立即下水游泳或进行冷水浴，由于体表温度和水的温度相差悬殊，这样极易发生小腿抽筋儿。因此，剧烈运动后应先擦干汗液，等不再出汗时，再进行游泳或冷水浴。

运动后禁忌三：随即大饮冷饮

剧烈运动后，人体消化系统尚处于抑制状态，如贪吃冷饮，易引起胃肠收缩、痉挛，甚至发生腹痛、腹泻、呕吐等胃肠道疾病。

运动后禁忌四：立即进食

剧烈运动时，由于血液多集中于肢体肌肉和呼吸系统等处，而消化器官血液相对要少，消化吸收能力差，运动后需要经过一段时间调整，消化吸收功能才能逐渐恢复。所以剧烈运动后，如果马上吃饭就会感到不香且营养的吸收也较差。

运动后禁忌五：大量吃糖

有的人在剧烈运动后觉得吃些甜食或喝点糖水很舒服，就以为运动后多吃甜食有好处。其实运动后过多吃甜食会使体内的维生素B1大量消耗，人就会感到倦怠、食欲不振等，影响体力的恢复。因此，剧烈运动后最好多吃一些含维生素B1的食品，如蔬菜、肝、蛋等。

运动后禁忌六：通过吸烟解乏

运动之后，为增加氧的供应，人的呼吸较深较快。如果这时吸烟会使烟雾大量进入体内，另外运动后的机体需要的大量氧气又得不到满足，会由此造成氧供应不足，使人产生胸闷、气喘、头晕和乏力等症状。所以说，此时吸烟比平时吸烟对身体的危害更大，氧气吸收不畅还影响机体运动后的恢复，使人更容易疲劳。

第四章

营养足身体更强壮

男人天生该滋补，天生对能量的需求比女人高，无论是初生牛犊的20岁，还是自我感觉良好的30岁，或者需要可持续发展的40岁。男人需要摄入大量的高营养食物：蛋白质(蛋白质食品)、脂肪和糖分，同时要注意保持这些营养成分的比例。

第一节　不同年龄男性的营养需求

不同年龄阶段的男性对营养的需求是不一样的，从青春期开始直到更年期结束步入老年，男人们要针对不同的时期重点摄取不同的营养元素。

20岁营养全面

身体特征：处于身体发育的黄金阶段，骨骼已完全形成并且越来越强壮。这个时期男人各项素质俱佳，尤其好动，同时较重的脑力劳动使得体内的能源物质消耗较大。

营养供给建议：营养供给以强健体魄的功用为主，既要保“质”又要保“量”。要进食充足的主食，丰富的副食，补充多种矿物质和维生素。

营养进补提案：

铬：这种维持生命所必需的矿物质可以降低胆固醇含量，增加男人的耐力，还可以使爱好健美运动的男人增长肌肉、减少脂肪。需要摄入量：普通男人每天至少需要50毫克铬，好运动的男人则需要100～200毫克。进补途径：服用含铬的多维矿物质合剂、强化铬药片或酿酒的酵母。

维生素A：维生素A具有强身健骨、提高机体免疫力和抗癌作用，对保护视力也大有益处。需要摄入量：一个男人每天维生素A的正常摄入量为1000毫克。进补途径：半碗蒸胡萝卜的维生素A含量就可达4000毫克。富含维生素A的食物还有肝、奶制品、鱼、西红柿、杏和甜瓜。

推荐菜式：红烧羊蹄，羊蹄最大的特点是含有动物胶质蛋白，可补充较多能量，且性凉味甘咸，食而不燥。羊蹄红润软烂，勾芡后羊蹄呈现鲜亮色泽，足以诱人食欲。

30岁整治亚健康

身体特征：身体状况基本定型，是否经过健康的巅峰时期因人而异。30岁男人正处在吃什么都香的时候，今天“重庆火锅”，明天“水煮鱼”，后天“香辣蟹”；经常晚上喝扎啤到午夜。总之无论辣的、酸的、麻的，也不管适合不适合自己，反正统统装进胃里，正所谓“年轻时人找病，老年时病找人”。

营养供给建议：应该通过良好的饮食习惯和健康的生活习惯来保证身体健康。根据我国居民膳食结构标准，建议30岁男人在饮食中尽力做到食物多样化、粗细搭配、三餐合理、饥饱适当、油脂适量、食盐适量、甜食少量、饮酒节制。

营养进补提案：

维生素B6：这种人体不可缺少的营养成分对增强免疫力有良好的作用，它还可以防止皮肤癌和膀胱癌。维生素B6保护肾脏不患结石症，而且对失眠症有治疗作用。需要摄入量：每日只需2毫克维生素B6，约等于2只大香蕉的含量。经常运动的男人消耗的维生素B6较多，应多补充几毫克，但每日摄入量最多不能超过50毫克。进补途径：每天2只大香蕉足矣。富含维生素B6的食物还有鸡肉、鱼、动物肝脏、马铃薯、鳄梨和葵花子。

维生素E：预防疾病、提高免疫力最有力的武器。可以降低胆固醇，防止血小板在动脉内集结，清除体内杂质，防止白内障。需要摄入量：每日10毫克。进补途径：富含维生素E的食物有杏仁、花生和山核桃。为了获得足够的维生素E，可以同时服用维生素E片。

推荐菜式：五彩虾仁，鲜虾仁过油后，“油爆”烹调，勾芡。此时虾爽脆，配上玉米、胡萝卜，鲜香可口。虾肉性温，味甘，中医认为有补肾壮阳、开胃之功效，对食少乏力、脾胃虚弱、腰膝酸软等症状大有裨益。

男性更年期之前（18～55岁）的饮食注意：

（1）补锌：锌是酶的活性成分，虽然含量不多，但对调整免疫系统、促进生长十分重要。应该多吃海产品、瘦肉、粗粮满足人体对锌的需求。

（2）补铁：大多数男性不会真正缺铁，如果出现缺铁性贫血则说明他可能隐藏着内脏慢性失血或造血障碍的隐患。

（3）适当补充维生素：有助于对抗冠心病，预防胆固醇堵塞等疾病。

男性更年期（55岁～65岁）之后的饮食：

男人大约到了55岁以后就会出现头痛、全身不适、抑郁、心悸等更年期症状。

（1）吃一些虾、羊肉、核桃等能改善和增强性腺功能的食物，因为改善性腺功能，可以从根本上减轻男性更年期的各种症状。

（2）多吃核桃仁粥，掺枣饭等有助于改善神经功能和心血管功能的食物，因为这些食物有助于安神养心，减轻神经系统和心血管症状。

（3）要多吃新鲜的蔬菜水果和粗粮，保证日常饮食中的膳食平衡。

第二节 男人应该特别重视早餐

早餐人人都吃，但吃的是否健康呢？健康早餐的首要标准就是营养全面均衡。一定不要为了图省事而不吃早餐，那样会对健康造成很大危害。只有健康早餐才能吃出健康男人。

经过一夜“辟谷”，人体能量有了很大消耗，要通过早餐来补充。对于上班族，早餐还要为人一上午的工作提供能量，因此营养一定要丰富。许多上班族由于时间紧，往往选择不吃早餐，但这样做对健康的危害是很大的。早餐不但必须吃还得吃得科学。别小看这一顿饭，里面的学问大着呢！

人体的消化器官在晚上仍然会工作，到早晨才渐渐进入休息状态。因此，早餐不宜吃得过早，否则会干扰胃肠的休息并使其长期处于疲劳状态。吃早餐的最佳时间为起床后20～30分钟后，这时人的食欲最旺盛。另外，早餐与中餐以间隔4～5小时左右为好。也就是说如果12点吃午餐，那么7～8点吃早餐最好。如果早餐吃得过早，可以增加食物的量或将午餐提前。

早餐营养搭配要讲求科学，具体来说，中国男人的早餐主要有以下几个类型：

1. 素食早餐族

将酵母粉、黑芝麻粉、奶粉、杏仁粉、薏仁粉、糙米粉、葡萄干等以水调成粥状，再加上一些水果，一袋牛奶，些许生菜和两片面包，便是一顿营养全面而均衡的早餐。

2. 烧饼油条族

这是中国男人很喜爱的一种早餐方式，但里面却存在着巨大的营养缺陷。因为这两类食品中热量及油脂的含量都较高，且缺乏蔬菜。再爱吃的话，一周内也不宜超过1次，而且当天的午餐与晚餐尽量清淡，不要再吃油炸、煎炸的食品，或者自己再加些水果。

3. 西式早餐族

一份火腿蛋三明治加一杯奶茶成为许多白领男性的早餐选择。这样的西式早餐也存在油脂过多的问题。咖啡和奶茶是另一个问题。奶茶绝对不能取代牛奶，因为其中的奶含量很少，还添加了很多糖分，比较理想的选择是搭配低脂牛奶。另外，西式早餐族要避免空腹喝黑咖啡，否则容易伤胃。这样的早餐一周内不宜超过3次，且在当天的午餐和晚餐要注意补充适量的蔬菜。

4. 面包牛奶族

夹馅的面包不论甜或咸，油脂含量都不少，而且糖分太多，食材过于精细，营养价值不高，作为早餐并不适合。而全麦面包、燕麦片等富含碳水化合物的食品是不错的选择。但在吃的时候最好少抹一些奶油、果酱或花生酱，并不断变换果酱的品种。两片吐司面包抹花生酱、奶油或夹一片低脂乳酪，再喝一瓶低脂牛奶或酸奶，是比较适当的选择。如果有时间，也可以搭配一些生菜、番茄、小黄瓜，营养会更均衡。

最后，早餐时还有一些其他的注意事项：

1. 早餐前喝水对健康有利

人经过一夜睡眠，通过尿液、皮肤、呼吸消耗了大量的水分和营养，起床后往往处于一种生理性缺水状态。所以早上起来不要急着吃早餐，而是立即喝杯温开水，这样对身体健康有利。

2. 早食冷食损健康

很多人一早就喝蔬果汁，以为这样可以给身体补充营养，但人体永远喜欢温暖的环境，这样微循环才会正常，各种营养成分的输送才会顺畅。因此早餐时最好不要喝冷饮或吃冰冷的食物，而是应该享用热稀饭、热燕麦片、热牛奶、热豆花、热豆浆、芝麻糊、山药粥等热食物，然后再配着吃蔬菜、面包、三明治、水果、点心等。

3. 早餐不宜边走边吃

一些年轻人为了能多睡一会，常常在上班路上吃。这样的习惯对身体健康影响非常大。因为在上班的路上细嚼慢咽是不可能的。走路的时候，血液不能充分影响胃蠕动消化，也易造成消化不良。

4. 早餐多吃点蔬菜

大多数人的早餐都以碳水化合物、蛋白质和脂肪为主，而维生素摄取得很少。长期如此就会使体内酸碱失衡。而适量食用些蔬菜，不仅能够补充各种维生素，还利于维持人体的酸碱平衡，对健康十分有利。合理的早餐应有足够的热稀饭、热牛奶、热豆浆，以低糖低脂为主，将瘦肉、蔬菜、低脂奶等富含蛋白质、维生素及微量元素的食物合理搭配在一起。

第三节 吃好工作午餐

由于时间紧迫，大多数男人往往选择在公司吃工作餐，但如果不懂得营养搭配就会造成营养失衡。所以，如何科学吃工作餐成为男人必须学习的内容。

男人中很大一部分人处于亚健康状态，营养没有跟上是主要原因之一。由于上班时间紧，因此只能选择在公司吃午餐。但午餐往往单调，很难提起胃口。但不吃又无法保障下午的工作。所以，午餐就成为困扰人的一个问题。那么，如何才能吃到美味而又营养的午餐呢？

如果确实已经厌倦了工作餐，可以自带一些方便面来调节一下口味。看到这里，人们可能要问了，方便面不是出了名的垃圾食品吗？方便面是大家食用较多的方便食品，其主要成分为碳水化合物，油炸方便面绝非营养食品，但随着工艺的不断改进，一些用荞麦面等做成的非油炸方便面营养却是不错的。为了使方便面吃起来更有营养，可以在煮的时候加上一个鸡蛋，或者一些生菜，几片牛肉，这样可以增加一点粗纤维、维生素C和维生素A。也可根据自己的口味，加点榨菜等小菜，既调节了口味，又增加了花样。这样泡出来的方便面相对来说营养就要丰富得多。因为方便面本身是碳水化合物食品，鸡蛋可以提供优质蛋白质，蔬菜则可以增加一点维生素C和纤维素，而牛肉（也可换成其他肉类食品，可根据自己的口味选择）则可以保证肉类的摄入，既保证了脂肪，又摄取了足够的优质蛋白。

很多男人吃完正餐，喜欢再来些水果。还有一些工作套餐会附送水果。其实，水果不要在饭后立即吃，而应在饭前1个小时或饭后2个小时吃。像猕猴桃、苹果、橘子、桃子、梨等都是不错的选择，不仅含有丰富的维生素C和纤维素，还有单糖和其他一些营养成分。特别是苹果、香蕉等能缓解肌肉疲劳，如果在午餐后吃点水果，对白领来说也是不错的选择。

牛奶是优质蛋白质的最好来源，常喝还可以补充体内的钙和一些活性物质，从而提高机体免疫力。酸奶中的酪氨酸还可缓解紧张和焦虑的情绪，促进营养的吸收，午餐后喝一盒可以在下午的工作中放松心情，利于提高工作效率。豆浆也是不错的选择，豆浆的原料大豆是最优质的植物蛋白来源、豆浆中还蕴含着丰富的钙、铁以及植物激素。在午餐的饮料中，碳酸饮料热量很高，最好不要选择。另外有的人爱喝奶粉，加班的中间冲一杯奶粉也非常不错。

另外，男人吃工作餐还要注意以下几方面的问题：

1. 少吃洋快餐

洋快餐一般以油炸食物为主，它明显存在着“三高三低”的特点，即高能量、高蛋白、高脂肪、低矿物质、低维生素、低纤维，常吃对身体不利，所以最好少吃。

2. 定时吃工作餐

适时就餐是很重要的，11～13时属正常就餐时间。每天就餐时间最好一定，以适应胃肠道正常功能的发挥与调节。

3. 工作餐只吃八分饱

用餐后，由于需要消化，身体中的血液会大量集中到胃，在此期间大脑处于缺血缺氧状态。如果吃得过饱，就会延长大脑处于缺血缺氧状态的时间，使下午的工作受到影响。

4. 注意科学合理的营养搭配

午餐应多吃使头脑保持敏锐，对理解和记忆功能有重要作用的蛋白质和胆碱含量高的肉类、鱼类、禽蛋和大豆制品等食物。脂肪含量低的瘦肉、鲜果或果汁等也可适量食用，此外还要保证有一定量的牛奶、豆浆或鸡蛋等优质蛋白质的摄入，以保证人反应灵活、思维敏捷。

第四节　晚餐中，男人要切记的事项

上了一天的班，早上匆匆忙忙没时间好好吃早餐，中午往往在办公室随便凑合一顿工作餐，那晚上一定要好好慰劳一下自己！如果是这么想的，那就大错特错了！赶快阅读以下这一小节，看看晚餐要注意什么吧。

晚餐切记事项一：别吃得太饱

中医认为，“胃不和则卧不安”。如果晚餐吃得过多，必然会造成胃肠负担加重，其紧张工作的信息不断传向大脑，使人失眠、多梦，久而久之，易引起男人神经衰弱等疾病。中年男人在外应酬多，如果长期晚餐过饱，反复刺激胰岛素大量分泌，往往会造成胰岛素β细胞负担加重，进而衰竭，诱发糖尿病。同时晚餐过饱，必然有部分蛋白质不能消化吸收，在肠道细菌的作用下，会产生有毒物质，加之睡眠时肠蠕动减慢，相对延长了这些物质在肠道的停留时间，有可能促进大肠癌的发生。

晚餐切记事项二：晚餐要少吃甜食

男人晚餐和晚餐后都不宜经常吃甜食。这是因为肝脏、脂肪组织与肌肉等糖代谢活性，在一天24小时不同的阶段中，会有不同的改变。原则上，物质代谢的活性，随着阳光强弱的变化而改变，身体方面则受休息或活动状态的强烈影响。白糖经消化分解为果糖与葡萄糖，被人体吸收后分别转变成能量与脂肪，由于运动能抑制胰岛素分泌，对白糖转换成脂肪也有抑制作用。所以摄取白糖后立即运动，就可抑制血液中中性脂肪浓度长高。而摄取白糖后立刻休息，结果则相反，久而久之会令人发胖。

晚餐切记事项三：晚餐不要吃得过晚

男人的晚餐不宜吃得太晚，否则易患尿道结石。不少男人商务人士因工作关系很晚才吃晚餐，或者喜欢在很晚的时候和客户同事去吃夜宵，餐后不久就上床睡觉。在睡眠状态下血液流速变慢，小便排泄也随之减少，而饮食中的钙盐除被人体吸收外，余下的需经尿道排出。据测定，人体排尿高峰一般在进食后4～5小时，如果晚餐太晚，比如到晚上八九点钟才进食，排尿高峰便在凌晨零点以后，此时人睡得正香，高浓度的钙盐与尿液在尿道中滞留，与尿酸结合生成草酸钙，当其浓度较高时，在正常体温下可析出结晶并沉淀、积聚、形成结石。要避免这种情况，除了多饮水外，还应尽早进晚餐，使进食后的排泄高峰提前，排一次尿后再睡觉最好。

晚餐切记事项四：晚餐不要吃得过荤

医学研究发现，晚餐经常吃荤食的人比经常吃素食的人血脂高三四倍。患高血脂、高血压的男人，如果晚餐再经常吃荤，等于火上浇油。晚餐经常摄入过多的热量，易引起胆固醇增高，而过多的胆固醇堆积在血管壁上，久了就会诱发动脉硬化和冠心病。

第五节　常见食品中的各种营养素

据统计，男人10大死因中有4项与饮食有关，包括癌症、脑血管病、心脏病和糖尿病。本节介绍的12种食品对男人健康有益，建议男人多多食用。

No.1　西红柿

西红柿的酸味能促进男人的胃液分泌，帮助消化蛋白质等，此外丰富的维生素C能结合细胞之间的关系，制造出骨胶原，强健血管。英国的最新研究发现，每星期吃番茄3次以上可以预防呼吸系统疾病，保护双肺免受细菌的感染。但番茄红素的含量与番茄中可溶性糖的含量是成反比的，也就是说，越是不甜的西红柿，其中番茄红素含量越高。

No.2　黄豆

一提到黄豆，很多男人都知道黄豆含有植物性雌激素，有利于女性，殊不知黄豆对男性也是绝佳食品。例如常吃黄豆制品的日本男人，罹患前列腺癌的概率比西方男人低。而且黄豆对改善男性的骨质流失一样有效。男人过了60岁，骨质会开始流失，情况和更年期妇女一样严重。而且多吃黄豆可以补充卵磷脂，卵磷脂已被证实与短期记忆力和学习力有关。

No.3　南瓜子

男人在40岁过后，大多数人有前列腺肥大的问题。美国一项实验发现，让前列腺肥大的患者服用南瓜子的萃取物，确实减少了患者尿频的次数，也改善了其他症状。而且南瓜子也是维生素E的最佳来源，可以抗老化。南瓜子在一般超市即可买到，有些产品是多种坚果混合，可以撒在沙拉上食用，或平日当零食吃。

No.4　胡萝卜

β-胡萝卜素会在体内变化成维生素A，提升身体的抵抗力，抑制导致细胞恶化的活性氧等。此外，因含有丰富的钾，具有降血压的作用，以及食物纤维能发挥整肠功效，含丰富β-胡萝卜素的胡萝卜也大受欢迎，因为它能预防癌症。

No.5　海鲜

海鲜可以增强男人性能力。男人精液里含有大量的锌，当体内的锌不足，会影响精虫的数量与活力。而食物中海鲜类的蚝、虾、蟹的锌含量最为丰富，一只小小的蚝就几乎等于一天中锌的需求量(15毫克)。此外，蚝因富含糖原或牛磺酸，具有提升肝脏功能的作用，且滋养强身。

No.6　大蒜

大蒜具有强烈的杀菌力，因此能消灭侵入体内的病菌。此外，它能促进维生素B1的吸收，促进糖类的新陈代谢以产生能源，并消除疲劳。大蒜另一不可忽视的的功用就是提升免疫力。大蒜中所含的硒化铅具抗氧化作用，因此被视为防癌的食物。男性多服可改善体质并强身。

No.7　高维生素C食物

男人在24岁后，精子的质与量就在走下坡路了，如果说有一种不老药能让老化的精子再度充满活力，那就是维生素C。美国得州大学的实验结果显示，给男人每天服用1克维生素C，连续服用60天后，他们的精子数增加60%，活动力增加30%，不正常的精子也减少了。

No.8　全麦面包

男人常常不眠不休地冲刺事业，压力无法舒散，就利用烟酒来掩饰劳累和减轻压力。要对抗压力，维生素B群是非常重要的。这包括B1、B2、B6、B12和叶酸等，可以维护神经系统的稳定，增加能量的代谢，有助于对抗压力。全谷类的食物如全麦面包、糙米、胚芽米等，都有丰富的维生素B群。而且全麦面包是复合性碳水化合物，可以缓慢释放能量，具有镇定的作用，使人放松、不紧张。

No.9　水

人类大脑75％都是水，脱水第一个影响到的器官就是大脑，水分太少，会让男人疲劳、反应偏慢。所以一个成年男人，1天至少要喝完4瓶矿泉水(总共约2000毫升)。

No.10　深海鱼

压力大，也让男人罹患高脂血症、中风的年龄层降低。深海鱼中的Ω-3脂肪酸可以阻止血液凝结、减少血管收缩、降低三酸甘油酯等，对心脏血管特别有益。富含欧米伽3脂肪酸的鱼包括鲭花鱼、秋刀鱼、石斑鱼、鲑鱼等，可以替换着吃，要记住1星期至少吃两次鱼。

No.11　绿茶

绿茶中富含红茶所没有的维生素C。维生素C是预防感冒、润滑皮肤不可欠缺的营养素。除此之外，维生素C也富含防止老化的谷氨酸、提升免疫力的氨酸、滋养强身的氨基酸。还具有利尿、消除压力的作用。

No.12　红酒

男人如果非要喝酒，那就喝红酒吧。因为红酒中葡萄皮的抗氧化物质多酚留存在酒液中，可以降低心血管疾病的概率。此外，红酒能提升抗氧化作用，以预防男人动脉硬化。根据最近研究结果得知，红酒对于老年痴呆症也能发挥功效，是高龄社会不可或缺的饮品。红酒纵有诸多好处，但它依旧有很高的热量，营养师建议男人每天的饮量还是控制在180毫升以下。

第六节　对男人最重要的9种营养物质

男人对几乎所有主要营养成分的需要量都比女人多。下面介绍的9种营养物质对男人尤为重要。

男女有不同的营养需求，美国食品与药物管理局分别颁布了不同的男女维生素与矿物质摄入标准。男人对几乎所有主要营养成分的需要量都比女人多。原因很简单：男人的体型更大，并且肌肉也比女人多，消耗的热量比女人多。对于那些喜爱运动的男人而言，对某些营养成分的需要量就变得特别多。

不仅如此，某几种维生素和矿物质对防治男人易患的疾病极有帮助，如高脂血症、高血压病、冠心病、中风、某几种癌症以及胆结石等等。以下是男人最需要的9种营养成分：

水

在所有的营养成分中，水最重要，特别是对那些肌肉发达的人来说。肌肉中所含的水分比脂肪中多三倍，而男性又比女性拥有更多的肌肉，在普通男人的身体中，肌肉占40%；在普通女性身体中，肌肉只占约23%。水可以润滑关节，调节体温，水还可以向人体供应所含的各种矿物质。普通成年男人每天至少需要2000毫升的水，相当于8个玻璃杯的容量。如果喜好运动，对水的需要量则增加一倍。此外，从食物中也能得到水：面包含水36%，马铃薯含水80%。因此，水是人体维系生命的必须物质。

维生素A

研究发现，维生素A具有提高免疫力和抗癌作用。而且，维生素A对保护视力大有益处。一个男人每天维生素A的正常摄入量为1000毫克。维生素A从日常饮食中即可得到，比如半碗蒸胡萝卜的维生素A含量就是一天需要量的4倍。其他富含维生素A的食物有肝、奶制品、鱼、西红柿、杏和甜瓜。过量服用维生素A胶囊可引起中毒，因此，不主张额外补充维生素A。

维生素B6

这种人体不可缺少的营养成分对增强免疫力有良好的作用。研究表明，它还可以防止皮肤癌和膀胱癌。据统计，男人肾结石发病率是女性的两倍，而维生素B6保护肾脏不患结石症，而且对失眠症有治疗作用。普通男人每日只需2毫克维生素B6——这约等于2只大香蕉的含量。好运动的男人消耗的维生素B6较多，因此应多补充几毫克。其他富含维生素B6的食物有鸡肉、鱼、肝、马铃薯、鳄梨和葵花子。过量服用维生素B6引起中毒，专家们主张每日摄人量不超过50毫克。

维生素C

维生素C可以增强人体免疫力，防止癌症发生，减少心脏病和中风，有利于牙龈和牙齿，防止白内障发生，加速伤口愈合，缓解气喘，对不育症也有治疗功效。维生素C供应充足可以推迟衰老。花椰菜、甜瓜、青椒、柚子都是维生素C的好来源。维生素C过量不会产生毒性。美国得克萨斯州州立大学附属医院的研究员伊尔·道森博士认为：每人每天摄入200～300毫克才算足量。有不少研究人员认为美国营养标准推荐表推荐的维生素C日摄入量60毫克(相当于半杯鲜橘汁的含量)远不能满足需要，尤其用它防治感冒的时候更觉量少，维生素C可以防治感冒现在已经家喻户晓。对于抽烟的男人，则需要更多的维生素C，因为抽烟者血液中维生素含量比较低，可以多服些维生素C以补充不足。

维生素E

研究表明维生素E可以降低胆固醇，防止血小板在动脉内集结，提高免疫力，清除体内杂质，防止白内障。富含维生素E的食物有杏仁、花生和山核桃。单从日常饮食中很难获得足够的维生素E，幸好服用维生素E药片比较安全，即使大大超过美国营养标准推荐表所说的10毫克也无妨。

纤维素

严格地讲，纤维素不能算一种营养成分，它只在人体内周游了一圈，并没有被消化吸收。但是吃入大量纤维素有助于减少胆固醇和降低血压。结肠癌在男人易患的癌症中位居第三，纤维素含量高的饮食还能减少结肠癌发病率。纤维素可以控制糖尿病人的糖指数，更有趣的是，纤维素甚至能帮助你减肥：多吃纤维素，肚子里就装不下其他热量高的食物了。两只普通大小的苹果含纤维素14克，每日理想的摄入量是18～35克。含纤维素较多的食物有全麦面包、麦片粥、黑米、草梅、梨以及各种茎部可食用的蔬菜，如花椰菜和胡萝卜等。

铬

这种维持生命所必需的矿物质可以降低胆固醇含量，增加运动员的耐力，还可以使健美运动员增长肌肉、减少脂肪。普通男人每天至少需要50毫克铬，好动的男人则需要100～200毫克。美国农业部营养研究中心的研究说明：从日常饮食中很难获取这么多的铬，最好的来源是含铬的多维矿物质合剂，另一个来源是强化铬药片或酿酒的酵母。

镁

镁在调节心脏跳动频率方面起着十分重要的作用。研究表明，镁摄入量正常可以减少心脏病，降低血压。镁还可以增强生殖能力，它提高了精液中精子的活力。

你可以从一顿包括两碗麦片粥加脱脂牛奶和一只香蕉的早餐中得到每日镁需要量的2/3。烤白薯、豆类、坚果、燕麦饼、花生酱、全麦粉、绿叶蔬菜和海产品也都含有丰富的镁。

锌

男人体内有足够的锌元素，才能保证性欲旺盛，性功能和生殖能力健康正常。医生们用锌治疗阳痿，锌对加速人体伤口的愈合，抵抗疾病也有明显的功效。如果男人运动量大，缺锌就更多了，因为男人出汗的时候，会比女人排出更多的锌元素。营养标准推荐表上注明男性每天锌的正常需要量是15毫克，可是实际摄入量往往只有2/3。一块110克重的瘦牛肉可提供日需要量的一半，其他含锌丰富的食物有火鸡、海产品、麦片和豆类。体内含锌量也不能过多，如果过多，其他的矿物质便不能发挥正常作用，因此建议：如果需要补锌的话，日补充量勿超过15毫克。

第七节　男人的健康“补水计划”

水是生命之源，人体的一切生命活动都离不开水。对于人体而言，水在身体内既是营养物质又是“运送”各种营养物质的载体，而且还直接参与人体的新陈代谢，因此，保证充足的摄水量对人体生理功能的正常运转至关重要。

男人到中年后，身体器官保存水分的能力开始降低，对水的需求更多。但是，很多人对喝水的理解仅仅限于解渴。其实喝水也是一门学问，正确地喝水对维护人的健康非常重要。

“一日之计在于晨”，同样清晨的第一杯水对男人也特别重要，因为睡眠中已经有一段时间没有补充水分了。那么，早上起床后喝一杯水，其意义何在呢？饮用方法又是怎样呢？

一个健康的男人每天至少要喝2000毫升水，当运动量大或天气炎热时，饮水量就要相应增多。清晨起床时是新的一天身体补充水分的关键时刻，此时喝300毫升的水最佳。

有的男人早上一起床就到冰箱里找冷饮喝，觉得这样最提神最爽快。其实，早上喝冰冷的饮料是极不科学的，因为此时胃肠都已排空，过冷的水都会刺激到肠胃，引起肠胃不适。清晨喝与室温相同的开水最佳，天冷时可喝温开水，以尽量减少对胃肠的刺激。研究发现，煮沸后冷却至20℃～25℃的白开水，具有特异的生物活性，它比较容易透过细胞膜，并能促进新陈代谢，增强人体的免疫功能。凡是习惯喝温、凉开水的人，体内脱氧酶的活性较高，新陈代谢状态好，肌肉组织中的乳酸积累减少，不易感到疲劳。在头天晚上晾开水时一定要加盖，因为开水在空气中暴露太久会失去活性。此外，清晨喝水必须是空腹喝，也就是在吃早餐之前喝水，否则就收不到促进血液循环、冲刷肠胃等效果。最好小口小口地喝水，因为饮水速度过快对身体是非常不利的，可能引起血压降低和脑水肿，导致头痛、恶心、呕吐。

人们都说女人是水做的，其实水也是男人生命的润滑剂。为了保持人体的各个器官正常工作，必须及时补充充足的水分，也就是要做到主动饮水。所谓主动饮水，主要有两方面内容。一是时间上的“主动”，即在一天中四个最佳饮水时间主动饮水，这四个时间是：早晨起床后、上午10时、下午15～16时和晚上睡前；二是饮水量的“主动”，即男人每天要饮用7～8杯水，不渴也要喝水。只有做到主动饮水，才能满足细胞内的水不断更新的需求。

对健康用心的男人，不妨给自己定个一日饮水时间表：

6时30分：经过一夜睡眠，身体开始缺水，起床先喝250毫升温和的白开水，可帮助肾脏及肝脏解毒。

8时30分：这一时间往往为上班时间，忙碌中人体会出现脱水现象，所以到了办公室后，先给自己一杯至少250毫升的水。

11时：工作了一上午，身体也疲倦了，给自己补充第三杯水，也有助于放松紧张的工作情绪。

13时：用完午餐半小时后，喝一些水，可以加强身体的消化功能。

15时：工作一段时间之后是否会感到脑子昏昏沉沉呢？以一杯健康的矿泉水代替下午茶与咖啡等提神饮料吧！

17时30分：就要下班了，再喝一杯水，增加饱和感，吃晚餐时自然不会暴饮暴食。

睡前30分钟：再喝上一杯水，然后就可以安然入睡了。注意不要喝太多，免得晚上总跑厕所。

令很多男人惊讶的是，喝水不当竟然也会“水中毒”。“水中毒”是指体内水分潴留过多导致细胞内水含量过多引起细胞功能紊乱，同时引起体内电解质紊乱。过量饮水会使人体通过尿液和汗液将多余的水分排出，但随着水分的排出，人体内以钠为主的电解质会受到稀释，血液中的盐分会越来越少，吸水能力随之降低，一些水分就会很快被吸收到组织细胞内，使细胞水肿。水中毒开始会出现头昏眼花、虚弱无力、心跳加快等症状，严重时甚至会出现痉挛、意识障碍和昏迷。

关于喝水，男人还需要注意以下三个细节问题：

1. 餐前喝水比餐后喝好

餐前空腹喝水，是说早、中、晚三餐之前约一小时喝一定数量的水。消化器官进行消化时，需要分泌大量的消化液。饭前空腹喝水，水会迅速进入小肠并被吸收进血液，很快就可补充到全身的组织细胞，供应体内对水的需要。餐前喝水既可以保证分泌足够的消化液帮助消化吸收，同时又可以不影响组织细胞中的生理含水量。

2. 空腹宜喝温开水

空腹喝水宜用温开水，也可以用清淡的饮料如果汁、淡茶等。牛奶、豆浆等不宜在餐前饮用，而应在进餐后再喝。天热时多补充些水分。浓茶和盐水不能代替空腹喝水。浓茶利尿，会影响人体水的平衡，引起细胞脱水。我们喝了淡盐水以后，盐水能进入血液和组织，却不能进入细胞，过浓时反而引起细胞脱水，这对人体同样是没有好处的。

3. 进餐时喝汤水有助消化

进餐时喝一定数量的汤水，有助于溶解食物及促进消化。如果餐前或餐时不补充适量的水分，饭后胃液大量分泌时势必会引起口渴。这时再喝水，不仅会冲淡胃液而影响消化，还会增加心脏和肾脏的负担，对身体同样是没有好处的。

第八节　青少年男孩的营养计划

由于身体迅猛的发育，男性青少年对热量、蛋白质等营养素的需要量达到了一生中的最高峰。这些“小男人”非常需要根据这个时期的身体特点制定营养计划。

在进入青春期前，男孩、女孩的身高差别很小，男孩的群体均值水平略高于女孩1～5厘米。但在经历了10年左右的青春期后，成年男人的身高明显高于成年女性。研究发现，青少年在青春期的身高突增一般要持续3年左右，男孩在这期间每年可增长7～9厘米，最多可达10～12厘米。这样，男孩在整个身高突增期内平均长高28厘米左右，约为成人身高的90%，体重也会增加为成人的80%～90%。青春期女孩脂肪发育较多，而男孩的骨骼和肌肉发育迅速。

由于生长发育的“迅猛”，男性青少年对营养的需求较大。这期间，对热量、蛋白质等营养素的需要量达到了一生中的最高峰。在青春发育期，男性青少年的生长发育需要食物为之提供足够的热能，而且由于此年龄段男孩基础代谢增高、体力活动增加，也需要较多的热量来维持，因此每日摄取的食物中要保证有足够的热量及蛋白质。在摄取高热量、高蛋白膳食的同时，应以平衡膳食、全面营养为原则，安排好所需热量、蛋白质、碳水化合物的比例，还应注意摄取各种维生素、矿物质，选择食物要广泛，注意主、副食的搭配。

男孩子在发育期较女孩子食欲强、食量大，因此，谷类食物的摄入显得十分重要。谷类食物包括稻米、面粉、小米、玉米及薯类等。它们是人体热能的主要来源，同时可供给一定量的蛋白质、无机盐和B族维生素。谷类食物来源广泛、经济，是我国青少年日常膳食的重要部分。一般来说，13～17岁的男性青少年每日进食的主食不应少于500克，否则时间长了会带来不良后果。

男性青少年在青春发育期身体生长迅速，身体内各组织、器官、肌肉都随之发育增长，所以体内也需要大量的优质蛋白质。动物性食品如鸡、鱼、猪肉、牛肉、蛋、乳类食物等都是蛋白质极好的来源。除动物性食品外，还可以从大豆中摄取植物蛋白质，以保证每日蛋白质的需求量。因此说，经常摄入豆制品既能改善膳食花样，又能增加营养，且来源十分经济。

青春期男孩除要摄入谷类、动物性食品外，还应注意多食海产品、蔬菜、水果等。因男孩子在青春期骨骼发育较快，故应多食富含钙、磷等矿物质的食物，如虾皮、海带、乳制品、豆制品等、此外，每天还应进食400～500克的新鲜蔬菜，以保证维生素和矿物质、纤维素的摄入量。

最后，有些男孩子食欲好，特别偏爱肉类炸制食品，尤其市场上各种中西快餐店制做的含高脂肪、高糖、高蛋白质的食品，如炸鸡、汉堡包、三明治、冰淇淋等。但是，长期食用这种快餐食品对身体有害无益，暴饮暴食也会伤害脾胃功能，影响其他食物的摄入，并且易引起肥胖和增加成年后患心血管疾病的概率。

第九节　抵抗男人衰老的食品

一般而言，女人比男人更易衰老。但这并不表明男人就不需要任何保养措施。如果等皱纹真正形成，再想恢复青春容貌就为时晚矣。所以，对于男人来说，防衰也是很重要的。

男人皮肤的生长期一般在25岁左右结束，之后生长与老化同时进行。所以说男人皮肤防衰应该从25岁开始，好的生活习惯、科学的饮食调理完全可以帮助男人延缓衰老。下面介绍几种延缓男人衰老的灵丹妙药：

1. 花生

人们对花生的保健效果认识很久了。美国的营养学家曾对花生油、花生酱及花生制品进行过科学研究，发现它们含有多种有益健康的因子，多食对健康有利。

花生物美价廉，但其保健效果却很好。这主要是因为花生中有一种生物活性很强的天然多酚类物质——白藜芦醇，对动脉粥样硬化、心脑血管疾病都有很好的预防作用。而白藜芦醇被列为“100种最热门有效的抗衰老物质”之一，所以多食花生对延缓衰老是很有效果的，因此，花生又有“长寿果”之称，对健脑也是有好处的。

另外，对于体型偏胖的男人来讲，多吃花生还有减肥的效果。因为花生含有大量的不饱和脂肪酸，能够促进热量散发，燃烧有害胆固醇，降低高血脂，并含有多种有益的纤维素，可以清除肠内垃圾，对减肥是很有益处的。但这以食用不过量为前提。

在吃花生时，有两点是需要我们注意的。

首先，要选择正确的烹制方法。花生吃法很多，有生食、油炸、炒、煮等。油炸不可取，生食也应限量。因为花生生长过程中会感染黄曲霉毒素，人误食后易诱发癌症。去除这种物质最好的办法就是煮食，因为黄曲霉毒素有水溶性，这样就可以把黄曲霉毒素滤掉，吃起来更加安全，也更易于消化。

其次，花生外面的“红衣”要慎吃。一般都认为花生“红衣”中的成分对人体是很有好处的。的确，花生的“红衣”有补血、促进凝血的作用，对于贫血和伤口愈合很有好处。但如果血液本来就黏稠，再多吃就会适得其反了。所以，在吃煮花生时最好把皮剥掉；而贫血病人可以另吃些补血的食品。

尽管食用花生有诸多的好处，但有几类人是不适宜食用花生的。

（1）高脂血症病人。食用后会使血液中的脂质升高，易引发动脉粥样硬化、冠心病等。

（2）切除胆囊病人。胆囊切除后，储存胆汁的功能丧失。而花生中含有大量的脂肪，需要胆汁消化，若胆囊切除后再食用过多，极易引起消化不良，对肝脏的功能也会造成一定的损伤。

（3）脾胃虚弱便溏病人。花生有缓泻作用，脾胃虚弱所至便溏病人食用后会增加腹泻，不利于身体康复。

（4）跌打瘀伤病人。花生中含有促凝血因子，跌打损伤、血脉瘀滞病人食花生后，将使瘀血不散，加重瘀肿。

（5）内热上火病人。上火病人食用花生后，会加重火气，所以应慎食。

（6）肾病病人。花生中富含蛋白质、脂肪、钙、磷等，多吃会增加肾脏负担，并引起病情加重，所以肾病病人也应慎食。

2. 蜂蜜

蜂蜜作为防衰保健品由来已久。人类食用蜂产品已有上千年的历史。蜂产品是纯天然的，不含有任何化学物质及添加物，且营养丰富，因此对于人体是极为有利的。蜂蜜有很好的抗疲劳功效，是所有天然食品中含大脑神经元所需要的能量最高的食品。因为蜂蜜中的糖大多为果糖、葡萄糖，可以很快被身体吸收利用，改善血液的营养状况，从而更快消除疲劳感。

不同种类的蜂蜜，其保健效果是不同的。适合男士饮用的有天麻、枸杞蜜、黄连、五倍子、枇杷蜜等。

天麻有补脑的效果，对于脑力劳动较多的白领男人来说，平时服用一些天麻蜜，可以起到健脑的作用。

枸杞蜜有补肾益精、养肝明目的效果，也比较适合男人饮用。对于气血两亏、高血压、体质虚弱、视力下降、贫血、慢性肝炎有很好的调理作用。特别适应于肾

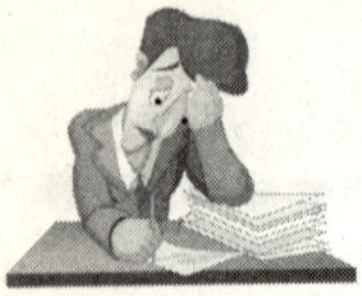

虚腰痛、遗精滑精、工作繁忙的男人。

黄连蜜有去火的功效，特别适合平时烟酒过多，心情烦躁的人服用。

五倍子蜜有解毒、止腹泻、杀菌及收敛作用，对肺肾双虚，脾肾虚寒，气促喘乏，痰火郁肺有良好辅疗效果。特别适合虚汗、肺虚、肾虚、久泻久痢、痔血、便血等人士服用。

枇杷蜜有清肺、泄热、化痰、止咳平喘等保健功效，对于伤风感冒、咳嗽痰多以及上火的人士有很好的调理作用。

在服用蜂蜜时，有些也是需要男人们注意的。新鲜成熟的蜂蜜可直接服用，也可将其配制水溶液，这样更利于身体的吸收。但稀释蜂蜜的水切不可过热，否则会使蜂蜜中的营养物质严重破坏，从而失去应有的保健功效。所以最好以温、凉开水冲服。也可在进餐时将蜂蜜涂抹在面包、馒头上。温热的豆浆、牛奶中加入一些蜂蜜效果会更好。

3. 蔬菜

美国曾经进行过一项“蔬菜与衰老”的研究。研究结果表明，多吃蔬菜有助于保持大脑年轻，减缓衰老造成的智力下降等。在种类繁多的蔬菜中，又以绿叶蔬菜最为有益，这主要是因为绿叶蔬菜富含被认为是典型的抗氧化剂的维生素E。水果中也含有这种物质，但比蔬菜中要少。吃蔬菜时最好以橄榄油等健康植物油烹饪，这样可以帮助身体更好地消化和吸收。而植物油的脂肪有助于控制体内的胆固醇水平，保持动脉通畅，所以对大脑健康也是十分有益的。

那么究竟哪些蔬菜有抗衰老的效果呢？胡萝卜、南瓜、苦瓜、木耳的抗衰效果是很好的。下面着重介绍胡萝卜和南瓜的功效：

胡萝卜营养丰富，有“小人参”之称。胡萝卜含有丰富的胡萝卜素，进入人体被吸收后，可转化成维生素A。经常食用胡萝卜，可以增强人体免疫力，也不容易得夜盲症和感冒。胡萝卜中含有大量的木质素，还能提高机体的抗病能力，并减少和防止癌症的发生。经常食用胡萝卜还可以使人显得更加光彩照人，这主要因为其中的维生素A能够维持人体上皮组织的正常机能，使肌肤湿润细嫩。胡萝卜还可以促进脂肪的新陈代谢，对保持男人体型也是有一定好处的。需要注意的是：胡萝卜最好不要生吃，因为生吃营养成分利用得较少。只有熟吃才更有营养，而且要配合足量的油脂，烹调后熟吃。所以，吃胡萝卜的最佳方法是将胡萝卜切成块加调味品和食油，或用肉（牛肉、羊肉等）炖食。

南瓜含有极其丰富的维生素A，除了有美容、健身的功效之外，还可以防治糖尿病、高血压以及肝脏和肾脏的一些病变，清除体内毒素，预防和治疗动脉粥样硬化。所以，常食南瓜对人体是有极好的保健效果的。选购南瓜时，要选手感重、外皮坚硬的。有的南瓜十分干爽，具有面粉的性质，可用于做点心。有的南瓜食物纤维含量高，黏性强，不易成型，可用于油炸、做酱汤配菜等。南瓜最好与油一起摄入，这样营养成分才能得到充分的吸收。

第十节 保护男人胃的食品

每个男人都多少有一点胃部问题，不疼的时候谁都不当回事，可真犯了胃病就难受得不知道怎么办好，本节给广大男性朋友推荐几种胃部食疗的食物和菜品。

既然胃病与“吃”有关联，是否存在有助预防胃病的食物呢？答案是肯定的。营养专家通过研究就发现，如果经常吃以下几种食物，可以预防或减少胃病甚至胃癌的发生概率：

1. 大蒜

食用生大蒜的人群，胃癌发病率非常低，原因是大蒜能显著降低胃中亚硝酸盐含量，减少了亚硝酸胺合成的可能，因而有防癌效果。

2. 洋葱

吃洋葱能降低胃中亚硝酸盐含量，因为洋葱中含有一种栎皮素的物质，这是一种防癌物质。研究显示，经常吃洋葱的人，胃病发病率比少吃或不吃洋葱的人要少25%，患胃癌的概率也低了30%。

3. 菌菇类

许多菌菇类都含有抗癌物质，这类食物包括冬菇、香菇、金针菇等以及木耳。冬菇中所含的多糖体，抗癌率非常高。黑木耳、白木耳所包含的多糖体也是一种抗癌的有效物质。菌菇类食物中富含的粗纤维和钙等都有防癌作用，还能提高人体免疫力。

4. 番茄

番茄含番茄红素及胡萝卜素，都是抗氧化剂。特别是番茄红素，能中和体内自由基，对于抗胃癌等消化系癌有利，同时对预防乳腺癌和前列腺癌也有效。

5. 椰菜花

椰菜花中含较多微量元素钼，可阻断致癌物质亚硝酸胺的合成，能起到抗癌防癌作用。有研究指出，椰菜花还含有一种可以安慰细胞活动的酵素叫小硫化物，能阻止癌细胞的形成。吃椰菜花对预防食道癌、胃癌等都有一定作用。

很多男人酷爱饮酒，虽然表面上豪爽，但却苦了男人的胃。下面介绍体贴醉酒男人肠胃的几种食物：

蜂蜜：蜂蜜中含有一种特殊的成分，可以促进酒精的分解吸收，减轻头痛症状，尤其是红酒引起的头痛，用蜂蜜效果尤其好。

西红柿汁：西红柿汁富含特殊果糖，能促进酒精分解。一次饮用西红柿汁 300毫升以上，能使酒后头晕感逐渐消失。

葡萄：葡萄中含有丰富的酒石酸，能与酒中的乙醇相互作用形成酯类物质，达到解酒目的。如果在饮酒前吃，还能预防醉酒。

西瓜：西瓜可以清热去火，能使酒精快速随尿液排出。

柚子：实验发现，吃柚肉对消除酒后口腔中的酒气有很好的效果，解决口气问题。

芹菜：芹菜中含有丰富的B族维生素，能分解酒精。

酸奶：酸奶能保护胃黏膜、延缓酒精吸收，而且钙含量丰富，对缓解酒后烦躁特别有效。

香蕉：酒后吃一些香蕉，能增加血糖浓度，降低酒精在血液中的比例，达到解酒目的。同时，它还能消除心悸、胸闷等症状。

橄榄：橄榄自古以来就是醒酒、清胃热、促食欲的“良药”，既可直接食用，也可加冰糖炖服。

本节的最后，为饱受胃部“报复”的男人们编制了几份养胃食谱，供大家参考使用：

1. 木瓜鲩鱼尾汤

用料：番木瓜1个，鲩鱼尾100克。

制法：木瓜削皮切块，鲩鱼尾入油镬煎片刻。加木瓜及生姜片少许。放适量水。共煮1小时左右。

功用：滋养、消食。对食积不化、胸腹胀满有辅助疗效。

食物功效：鲩鱼，味甘，性温，功能暖胃和中、消食化滞。番木瓜的木瓜蛋白酶有助于食物的消化吸收。对消化不良、痢疾、胃痛、胃溃疡、十二指肠溃疡等均有疗效。番木瓜的脂肪酶可分解脂肪成脂肪酸，有利于食物中的脂肪消化吸收。木瓜蛋白酶还能够促进和调节胰液的分泌。对胰腺功能不全引起的消化不良有治疗作用。

2.参芪猴头炖鸡

用料：猴头菌100克，母鸡1只（约750克），黄芪、党参、大枣各10克。姜片、葱结、绍酒、清汤、淀粉各适量。

制法：将猴头菌洗净去蒂，发胀后将菌内残水挤压干净以除苦味，再切成2毫米厚片待用。把母鸡去头脚，剁方块，放入炖盅内。加入姜片、葱结、绍酒、清汤，上放猴头菌片和浸软洗净的黄芪、党参、大枣。用文火慢慢炖，直至肉熟烂为止，调味即成。

功用：补气健脾养胃。

食物功效： 猴头菌又名猴头菇，有助消化及利五脏的功能，适用于消化不良、胃溃疡、十二指肠溃疡、慢性胃炎、胃窦炎、胃痛、胃胀及神经衰弱。 母鸡益气养血、健脾胃、疗虚损，善补五脏。 黄芪能补气固表，敛疮生肌，促进造血，抗溃疡、抗炎等。 党参补中益气，益血生津。 大枣能健胃补血，滋养强壮。

3.砂仁黄芪牛肚

用料：砂仁6克，黄芪20克，牛肚1个。

制法：牛肚洗净。将砂仁、黄芪装入牛肚内，加水炖熟，调味食用。

功用：益气健脾，消食开胃。适用于脾胃虚弱之食少便溏、胃脘疼痛。可用于胃下垂及慢性胃炎病人。

食物功效：砂仁能行气和胃、醒脾，用于胃呆食滞。临床服用砂仁适量具有促进消化液分泌和增强胃肠蠕动的作用。 牛肚能健脾胃、补虚损。

4.黄芪内金粥

用料：生黄芪12克，生薏米、赤小豆各10克，鸡内金粉7克，金橘饼1个，糯米80克。

制法：将生黄芪加水煮20分钟取汁，加入薏米、赤小豆、糯米煮成粥，加入鸡内金粉即可。

功用：消食和胃。用于脾虚湿滞食停所致的脘腹胀闷、食欲不振、体困便溏等。

食物功效：黄芪能补气固表，敛疮生肌。薏米健脾渗湿、除痹止泻。赤小豆能利湿退黄，清热解毒。鸡内金消食健脾，能使胃液分泌量及酸度增加。胃的运动机能增加，排空加速。糯米能补中益气。

5.淮山蜂蜜煎

用料：淮山药30克，鸡内金9克，蜂蜜15克。

制法：淮山药、鸡内金水煎取汁，调入蜂蜜，搅匀，日1剂，分两次温服。

功用：健脾消食。用于脾胃虚弱，运化不健之食积不化、食欲不振等。

食物功效：淮山药能健脾补肺，固肾益精。用于消化不良、小儿厌食症。淮山所含消化酶，能促进蛋白质和淀粉的分解，故有增进食欲的作用。蜂蜜能补中益气，润肠通便，对创面有收敛、营养和促进愈合作用。

第十一节　补肾壮阳的科学食疗

饮食与男人性功能之间有着重要的联系。中医认为，选择具有特殊功效的膳食可以达到强精、壮阳、补肾强身等目的。而对于饮食的调节，远比吃壮阳药更安全，效果也更好。所以，在日常饮食中，一定要掌握好科学的饮食原则。

现代男人的工作压力大，有的与妻子长期属于“候鸟”状态，即平日结束一天工作后，一身疲惫，晚上躺在床上只想睡觉，慢慢地荒疏了性生活，久而久之也就没了那份心思。很多繁忙的商务人士更是如此，天天忙于工作，脑子里都是见客户、开会，心中堵得难受，平日“那方面”也就迟钝了。

到了放假或过节时，繁忙的工作散去了，很多男人就想借此时间好好与妻子“生活”一下，这时候有些人会买上一些补肾药提前做功课。不过，在这里要提醒男人，补肾讲究多多，目前社会上对补肾往往存在三大误区。

误区1："补肾就是壮阳"

一位成年的男人自25岁左右达到性能力高峰后，性功能便开始一年不如一年，随着年龄的增长，保护男性的生殖健康已经成为一件刻不容缓的大事。中医认为，肾为先天之本，是生命之根，人到中年容易肾虚，因而35岁，特别是40岁之后，男人就该及时补肾了。

肾虚有阴虚和阳虚之分，通常说的“壮阳”是狭义的，只能针对肾阳虚的人起作用。而如果是肾阴虚，原本阴虚已“火旺”，再壮阳等于“火上浇油”。此外，“壮阳”所指之阳，古人意为“阳具”（即男人生殖器），“壮阳”广义是指使阳具壮之意。由此看来滋阴壮阳都具有广义的壮阳作用。因此，对男性性功能障碍的治疗，必须强调整体观和阴阳平衡，通过固护肾气、调理整体才能达到壮阳的目的。

误区2：追求快速起效

“吃中药要多久才起效啊？”这是很多男性补肾壮阳时最关心的问题。其实，肾阴与肾阳相互依存、相互制约，维持人体的动态平衡。因此，肾虚不仅表现为性功能方面的改变，还包含着全身的一系列变化，补肾绝对不可能“一剂药就搞定”。中医治疗性功能障碍时，强调整体观和阴阳平衡，必须通过固护肾气、调理整体来达到壮阳目的。常用的中药材主要有海马、杜仲、鹿茸、肉苁蓉等。这些中药材虽然都有补肾壮阳的效果，但效果都是慢慢显现出来的，而且治疗周期较长。因此，真正纯中药的壮阳补肾产品根本没办法“30分钟起效”。

所以，追求快速起效在中医看来就是“欲速则不达”。在治疗药物的选择上，药准字号和食健字号各有明确的功能和用途，保健食品不能含有药物成分，不能用于临床治疗，只作保健和辅助治疗用，而药品需要达到明确的治疗功效，因此在审批时门槛没有药准字产品那么严。

误区3：盲目依赖纯中药

相当数量的男人不好意思跟医生说“我早泄、我阳痿……”，往往喜欢在药店自己购买保健品，所以补肾壮阳的产品在药店就卖得很火，而厂家摸准了男人担心副作用的心思，特别喜欢打上“纯中药”的旗号。

那些打出“纯中药、无副作用、迅速起效”等诱人广告的产品往往是添加了一些促进勃起的西药成分。这样中药中加西药成分的做法，可能会导致无法控制的后果。比如一些本来就因为高血压而长期服用硝酸酯类药物的中老年男士，在不知病因的情况下私自服用非法掺和了西药的“保健品”，会严重影响血液流动，导致心脏病发作或中风的严重后果。因此，壮阳补肾首选纯中药更安全更持久。

其实，男人要补肾壮阳，除了那些性功能障碍较重的患者，一般人不一定要依靠立刻起效的壮阳药物来助“性”，可以适当服用中药类的补肾药品调节身体机能。真正管用的壮阳药不必费力去寻找，其实在日常饮食中，很多食品都有补肾壮阳的作用，下面介绍一些具有补肾壮阳功效的菜品，希望自己充满活力的男性不妨一试。

第一道：羊肾1对剖开，将核桃仁10克，山萸肉9克，补骨脂8克纳入肾中，缝好切口，煮熟食用。

第二道：羊肉150克，淮山药120克，肉苁蓉100克，菟丝子150克，核桃仁150克，葱白10根，粳米适量做汤食。

第三道：羊肾1对，肉苁蓉12克，枸杞10克，巴戟8克，熟地10克，同炖熟，弃药渣，食肉饮汤，每日1次。

第四道：鹿肉50克，加枸杞子，何首乌适量共炖，弃药渣，食肉饮汤。

第五道：狗鞭10克，煎服，每晚1次。

第六道：狗肉250克，黑豆50克，调以盐姜，五香粉及少量糖，共煮熟食用。

第七道：公鸡1只，去肠杂，切碎，加油，盐炒熟，盛碗内加糯米酒500克，隔水蒸熟食用。

第八道：麻雀2只，去毛及骨脏，加菟丝子、枸杞子各25克，共煮熟，弃药渣，食肉饮汤。

第九道：韭菜子、菟丝子、五味子、女贞子、覆盆子、枸杞子各等份，共研细末，每次10克，每日2次，温开水送服。

第十道：羊肾1个，淮山药、枸杞子各15克，山萸肉12克，放砂锅内，加水适量煲汤，吃肉饮汤。

第十二节 男人四季的营养方案

到了中年，男人们更应该讲究四季进补的饮食法则。一年四季，春暖、夏暑、秋燥、冬寒，这是自然界的普遍规律。“人与天地相应”，适之者昌，违之者亡。气候变化，人的生理功能、新陈代谢也随之变化，并与气候相适应。进补时也应顺应这一规律。

1. 春季男人进补原则

春季，冰雪消融，群蛰皆苏，草木萌芽。人体也有相应变化，此时进补应选择甘平的食物和药物以健脾和胃，保证机体对营养的吸收。

早春时节，气温仍较寒冷，人体为了御寒要消耗一定的能量来维持基础。所以早春期间的营养构成应以高热量为主，除谷类外，还应选用黄豆、芝麻、花生、核桃等食物，以便及时补充能量物质，由于寒冷的刺激可使体内的蛋白质分解加速，导致机体抵抗力降低而致病。因此，早春期间还需要补充优质蛋白质食品，如鸡蛋、鱼类、虾、牛肉、鸡肉、兔肉和豆制品等。上述食物中含有丰富的蛋氨酸，而蛋氨酸具有增强人体耐寒的功能。

春天是万物生长、万象更新的季节。春天，又是气候由寒转暖的季节，气温变化较大，细菌、病毒等微生物开始复发，活力加强，容易侵犯人体而致病，所以，在饮食上应摄取足够的维生素和无机盐。小白菜、油菜、柿子椒、西红柿等新鲜蔬菜和柑橘、柠檬等水果富含维生素C，具有抗病毒作用；胡萝卜、苋菜等黄绿色蔬菜富含维生素A，具有保护和增强上呼吸道黏膜和呼吸器官上皮细胞的功能，从而可抵抗各种致病因素侵袭；富含维生素E的食物也应食用，以提高人体免疫功能，增强机体的抗病能力，这类食物有芝麻、青色卷心菜、菜花等。

中医还认为，“春日宜省酸增甘，以养脾气”。这是因为春季为肝气旺之时，肝气旺则会影响到脾，所以春季容易出现脾胃虚弱病症；而多吃酸味的食物，会使肝功能偏亢，故春季饮食调养，宜选甘温之品，忌酸涩。饮食宜清淡可口，忌油

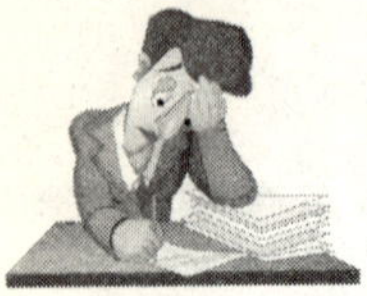

腻、生冷及刺激性食物。此外，春季是蔬菜的淡季，但野菜、山菜其生长期早于一般蔬菜，而且富含维生素，可采摘食用，以补充一般蔬菜不足。

2. 夏季男人进补原则

夏季，酷日当空，炎热逼人，影响人的消化功能，故不宜于滋腻补益或进食油荤过重的食物。夏季湿气较重，易于困脾，因此夏季除了应选用清凉的食物，还要注意化湿健脾。夏天宜选用的食物包括玉米、薏仁、绿豆、西瓜、黄瓜、丝瓜、冬瓜、茄子等，药物包括西洋参、莲子、地骨皮、金银花、茯苓等，中成药包括参苓白术散、金银花露、薯蓣丸。

由于夏季酷暑，人们一般食欲不振，消化不良，因此更要注意夏季饮食养生。要多食苦味食品，苦味食品所含的生物碱类物质具有消炎退热、促进血液循环、舒张血管等药理作用。另外夏季同春季一样也要多吃清淡的食物，多吃蔬菜，相反要少食糖，多吃一些消暑食物。夏季是水果的盛产季节，但人们在夏季吃水果更要讲究，哪些水果易多吃，哪种吃的方法最有营养等都是健康养生所必需的。

3. 秋季男人进补原则

秋季，气温渐凉，气候干燥。秋燥容易伤及人的肺脏，耗伤人的肺阴，使人出现口干舌燥、咳嗽少痰、大便秘结等症状，因此要选用滋阴润燥、补养肺气的食物和药物。选用的食物和药物包括梨、柿、杏、桑葚、甘蔗、木耳、香蕉、花生、龙眼、蜂蜜、百合、天冬、麦冬、沙参、银耳、参杞膏、人参口服液、人参固本丸等。

秋季是调养脾胃的最佳季节，人们在秋季进补时要注意脾胃的调养。而在人们喜爱和经常食用的秋季食物中，有些肉类并不适合在秋天进补，吃秋螃蟹要多注意一些禁忌，吃南瓜能改善秋燥状态，但不宜多吃；秋天要可以多吃一些百合莲子和食中之宝“香菇”。除此之外，秋季还需食用一些排毒的食物，排除身体里的毒素；食用一些扁豆来健脾益胃；食用一些滋补药膳和滋养皮肤的汤；等等。

4. 冬季男人进补原则

冬季是比较适合进补的季节，男人也要注意在这个时候的调理。众所周知，冬季的气候特点为“寒”。中医认为，寒为阴邪，人体受外界影响，阴气 也相应增加，伤及人体的阳气。此时人体为抵御严寒，需要储存更多的能量和营养物质，在此季节，营养物质在体内也最易吸收和储存。因此民谚常有“冬令进补， 三春打虎”，可见，冬季注意饮食方面的调理对我们的身体是有很大好处的。

当然，进补也要讲科学，否则可能会带来适得其反的效果。冬季进补一定要坚持以下原则：

1. 补肾填精，宜为温补

冬季天寒，寒邪易伤肾阳，宜食温性食物。而肾是人体的根本所在，它滋五脏的阴气，发五脏的阳气。因此冬季养生调养摄取食物当以补肾温阳、培本固元、强身健体为首要原则。食物应以温性为主。鹿肉、羊肉、麻雀、韭菜、虾仁、栗子、胡桃仁等有温补肾阳的功效，可以多食；海参、龟肉、芝麻、黑豆等则是填精补髓的最佳食品。

2. 持续进补，适量适度

冬季进补也要根据不同的体质而有所区别，一味追求营养而忽视了自身的状况反而适得其反。正常体质的人群应以抗衰老、强身健体为主，坚持注重冬季养生进补，既补充足够营养，又保护人体阳气。腻滞厚味的滋补物品最好不要食用，免得伤及脾胃，损害健康。

3. 有些体质不宜进补

适合冬季进补的是体质阳虚或寒、湿等病理变化的人群。而体质阴虚火旺和实热症候的人群则不适宜进补。大热、大渴、便秘、五心烦热等症状者，或患有急性疾病的人也不适宜进补。

4. 滋润防燥是关键

冬季气候较为干燥，北方尤其如此。因此饮食也应以润肺生津为主。可多吃些煲老糖水(用冻水放入陈皮、冰糖煲约2小时即成)、胡萝卜马蹄水、川贝炖苹果等，效果都不错。

5. 注重食补，巧用补品

补品并非最好的选择。而日常的饮食调理才是最重要的。要遵循“药补不如食补”的原则，通过调整饮食，补养脏腑功能，促进消化和全身状况的康复，这样才能达到增强体质、祛病强身的效果。当然也不能一概而论。对于虚证明显或病后虚弱者，初期宜用药补。如果是以健身目的，食补则是最好选择。

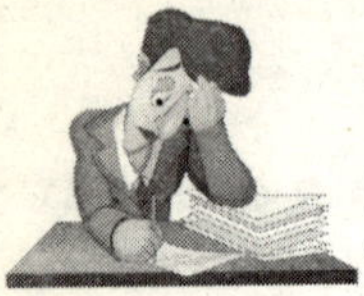

第十三节　男人要有的饮食新观念

营养专家告诫男士们：注意降低脂肪、胆固醇的摄入，增加蛋白质的摄入，并不是营养的全部，讲究“营养”的男人还得具备什么知识呢？本节将逐一为男人剖析。

男人究竟如何吃，才算是最为健康的饮食搭配呢？在本章的最后一节，我为大家总结一些最为经典的健康养生饮食搭配组合，希望每位男人都能遵循这些饮食新观念，通过营养摄取把自己的身体养护得更好。

平衡膳食就是指一日饮食中合适当量的粮谷类、豆类、肉蛋奶类、蔬菜水果类和油脂类，且几大类食物相配得当的一种膳食。归纳起来，应遵守以下九种相配原则：

1. 粗细粮相配

日常饮食中增加粗粮有助于预防糖尿病、老年斑、便秘等，而且还有助于减肥。

2. 主副食相配

日常饮食中应将主食和副食统一起来。

3. 干稀相配

冬季进补的理想食物：当归生姜羊肉汤；利水渗湿佳品：赤小豆炖鲤鱼汤；催乳佳品：茭白泥鳅豆腐羹；益智佳品：黑芝麻糊及《红楼梦》中记载的6种粥（红稻米粥、碧粳粥、大枣粥、鸭子肉粥、腊八粥及燕窝粥）等均为干稀相配的典型代表。

4. 颜色相配

食物一般分为五种颜色：白、红、绿、黑和黄色。一日饮食中应兼顾上述五种颜色的食物。

5. 营养素相配

容易过量的为脂肪、碳水化合物和钠；容易缺乏者为蛋白质、维生素、部分无机盐、水和膳食纤维素。高蛋白质低脂肪的食物有鱼虾类、兔肉、蚕蛹、莲子等；富含维生素、无机盐、膳食纤维素的食物有蔬菜水果类和粗粮等。

6. 酸碱相配

食物分为呈酸性和呈碱性食物。主要是根据食物被人体摄入后，最终使人体血液呈酸性还是碱性区分的。近些年来，因肉类食品摄入过多，致使血液酸化，引发富贵病，应引起重视。

7. 生热相配

吃生吃活现已成为一种时尚。吃生蔬瓜果、鲜虾、银鱼等可以摄入更多的营养素。但吃生吃活必须注意食品卫生。

8. 皮肉相配

连皮带肉一起吃渐成时尚。如鹌鹑蛋、小蜜橘、大枣、花生米等带皮一起吃营养价值更高。

9. 性味相配

食物分四性五味。四性是指寒、热、温、凉；五味是指辛、甘、酸、苦、咸。根据“辨证施膳”的原则，不同疾病应选用不同性味的食物，一般原则是“热者寒之，寒者热之，虚则补之，实则泻之”。根据“因时制宜”的原则，不同季节应选用不同性味的食物，如冬季应选用温热性食物：羊肉、鹿肉、牛鞭、生姜等，尽量少吃寒凉性食物。五味也应该相配起来，不能光吃甜的而不吃苦的。

如今，营养学研究的脚步越来越快，各种营养学观念日新月异。除了明确上面介绍的常规饮食搭配以外，男人还应时常为自己更新一些饮食细节的新观念：

1. 补铁上男人不必太动脑筋

男人中真正缺铁者不足1%，因此不必在怎样补铁上费心思。与女性相比，男人不能承受铁的超负荷补给。当体内的铁处于“满罐”状态时，女性可以通过月经解除过量铁的负荷，而男人则没有这种优势，容易铁满为患。若同时患有血色素沉着症，过量的铁就会沉积于组织器官中，对健康形成威胁。

科学研究表明：补铁可能会掩盖内脏出血传递给人们的疾病信息。大多数男人要是出现缺铁性贫血，体内很可能还隐藏着内脏慢性出血或造血障碍的隐患。若不找出缺铁的原因而盲目补铁，将会延迟诊治时机。

2. 增加抗氧化剂的摄入

抗氧化剂（特别是维生素E）能阻止自由基损伤血管壁，从而预防胆固醇堵塞，有助于预防冠心病。粗粮、坚果、植物油中差不多都含有维生素E。因此，男人们多食用这类食物。

3.男人摄取蛋白质应适可而止

为追求肌肉发达，多吃含蛋白质高的食品在男人中较普遍。实际上，除了从事强度运动外，多数男人并不需要补充太多的蛋白质，每日中等量的肉、禽、鱼、豆制品，加上适量的低脂奶制品就足够了。

4.纯素食者并非健康

随着人们健康意识的加强和审美观念的变化，多吃蔬菜和水果已成为当今防病健体的一个很重要的内容。这些渐变的素食者，加上那些由于各种原因从来就不沾荤腥的素食者，构成了一个不小的群体。科学家们发现，由于长期要求自己少食甚至不食荤腥，许多人已不知不觉地成了素食者。但是，长期不沾荤腥会使人体内所需要的一些养分得不到及时的补充，使人体内的某些零部件受到损害。

多年的科学研究表明，素食习惯虽然对于抵抗心血管疾病和防止肥胖等疾病具有不可辩驳的好处，但由于人们目前生活在一个高速运转的现代社会环境中，所以素食者在那些需要耗费大量体能的工作面前往往“汗颜”。因此，素食者更需注意营养搭配。

比如说，素食者不但无法从肉食中获得钙的补充，如果不饮用乳制品，也无法从中获得必要的钙补充。所以建议，在可能的情况下，素食者不应将牛奶之类的乳制品排斥在外，应适量食用乳制品。此外，经常喝豆浆，吃黄豆、椰菜、钙强化果汁和谷物都能够对补充钙起到重要的作用。

素食者的饮食习惯尽管属于一种“健康饮食”，但由于也是一种“偏食”，所以他们身上的维生素B12供应往往成为一个较大的缺口。那些一般不食用乳制品、鸡蛋、强化豆浆等食品的素食者应当每天服用维生素B12。此外，素食者还应通过服用维生素D，加强对钙质的吸收。

素食者是比较厌烦油腻食物的，尽管如此，适量摄入有益的脂肪类不但有益于健康，还能够起到防癌的作用。然而，对于素食者来讲，由于不吃鱼、鸡蛋和海产品，所以往往无法获得这类脂肪。作为替代，素食者可以多食用一些类似亚麻籽油、豆油和胡桃这样的食品。

第五章

心态决定身体健康

早在1948年，世界卫生组织就明确规定：健康不仅要保证身体没有疾病，而且还应当重视心理健康，只有身心健康、体魄健全，才是完整的健康观念。

身体健康是心理健康的基础和载体，心理健康又是身体健康的条件和保证。健康的这两个方面是互相联系、互相影响、互相制约的。积极健康的心理状态，有益于身体健康；消极不健康的心理状态，使人容易患生理疾病。同样，生理机能的异常状态也会导致心理的变化。

第一节　心理健康+生理健康=身心健康

心理健康是人的健康不可分割的重要部分。而对于男人，这个承受着更多压力和责任的群体，了解心理健康的标准就显得很有必要了。

根据联合国对于健康的定义，衡量心理是否健康的核心标准是：凡对一切有益于心理健康的事件或活动作出积极反应的人，其心理便是健康的。心理学界认为，完全符合心理健康标准的人是不存在的，但心理健康却永远是人们努力的方向。作为支撑家庭与社会主体的男人，如果能在日常生活中，经常通过这个标准来衡量自己的状态，就会对自己的心理健康程度多一分了解。

生活在紧张繁忙的现代社会，男人们每日承受着来自事业、家庭、人际关系等诸多方面的心理压力，要想保持心理健康，可以从生活中的一些自我心理调适做起。下面是8个现代男人最需要的心理调适关键点，在这里提出来，希望每位男性朋友共勉：

1. 认识自己

有一个人永远跟自己生活在一起，这个人就是——自我。老子说过：“知人者智，自知者明。”只有了解自己，接受自己，才有可能是幸福的，是健康的。了解自己的长处，就会清楚自己的发展方向；了解自己的短处，才会少犯错误，避免去做一些自己力所不能及的事情。

2. 勇敢地面对现实

出生在一个富贵还是清贫的家庭个人无法选择工作可能也不尽如人意；爱人可能也不精明能干、体贴入微；孩子可能也不都聪明伶俐、顺从听话；自己也可能正在遭遇着挫折和磨难……但是，只有先正视这一切，接受这一切，在此基础上，才有改变的可能性。只有认清现实，接受现实，脚踏实地，才能有更大的收获。

3. 愉快地与人相处

人生活在由他人构成的社会中，就像鱼生活在水中一样，离开了他人，离开他人的帮助，人将无法生存。有心理学家统计，人生80%左右的烦恼都与自己的人际环境有关。对别人吹毛求疵，动辄向他人发火，侵犯他人的利益，不注意人际交往的分寸，都将给自己带来无尽的烦恼。

4. 不逃避，有担当

意大利著名画家达·芬奇说：“劳动一日，方得一夜安寝；勤劳一生，可得幸福的长眠。”而逃避责任、逃避工作只能使人感到烦躁和悔恨。除了襁褓中的婴儿之外，每个人都有自己的责任和工作。儿童要尊重父母，做自己力所能及的事；成年人要承担家庭和社会的重担，在工作中获得谋生的手段并得到承认和乐趣。所以，失业给成人的打击不仅是经济上，而且是心理上的，它会使人丧失价值感，带来心理危机。能够勇敢地承担责任、从工作中得到乐趣的人，才是真正成熟、健康的人。

5. 自制情绪

情绪在心理健康中起着重要的作用。心理健康者经常能保持愉快、开朗、自信和满意的心情，善于从生活中寻求乐趣，对生活充满希望。反之，经常性的抑郁、愤怒、焦躁、嫉妒等则是心理不健康的标志。当一个人心理十分健康时，他的情绪表达恰如其分，仪态大方，既不拘谨也不放肆。

6. 塑造健全人格

人格是人所有稳定的心理特征的总和。心理健康的最终目标就是保持人格的完整性，培养出健全的人格。有一则印度谚语说：态度决定行为，行为决定习惯，习惯决定人格，人格决定命运。性格和命运正是由自己每时每刻的行动自我雕塑而成的。

7. 正确看待财富

“君子好财，取之有道。”一方面是说应光明正大地增加收入，另一方面也可以说是以一个健康的心态对待自己的私欲。在嫉妒和眼红之外，以一颗平常心对待花花世界里的诱惑。上苍总是会把机会给那些勤奋的人的。

8. 均衡家庭与事业

家庭和事业是成年男人责任与压力的源头。家庭的和睦与事业的成功绝非水火不容，它们的关系是相互促进的，“家和万事兴”，无力“齐家”，恐怕也无力“平天下”。在处理好二者之间的关系时，更应具备一个健康的心态。

第二节　男人小心抑郁症侵袭

人们周围是否有这样一类人：当生活环境发生重大变化而呈现出巨大反差时，当人生之旅中出现一些变故、遇到一些挫折时，或者仅仅是环境不如意时，这类人便会心神不定，焦躁不安，他们不思茶饭，更加无心工作，甚至到了不想活下去的地步。这就是典型的抑郁症患者。

A先生和B先生都是初出茅庐的职场新人，他们刚刚走上工作岗位，便同样遭遇到了一系列不适：待遇差，受排挤……

A先生在一次次挫折和不公面前怨气冲天，抑郁成病，最终自暴自弃，无甚成就，一晃几年过去，青春不再，悔之晚矣。

B先生同样遭遇了挫折与不公，但他以大度为怀，含蓄忍让，努力适应着环境，也在默默地加强自身修炼积累经验，积蓄能量。暂时的挫折反而让他变得更加坚强、更加成熟。几年过后，他积小胜为大胜，终于功成名就。

当今社会，“抑郁症”这个奇怪的精神心理病症默默地潜伏在大多数男人的身边。随着现代社会竞争进一步加剧，遭受抑郁症困扰的人数也与日俱增。据世界卫生组织统计，全球抑郁症的发病率约为2%到5%，而我国目前估计有超过3000万人患病。

抑郁是一种很复杂的情绪，是痛苦、愤怒、焦虑、悲哀、自责、羞愧、冷漠等情绪复合的结果。它是一种广泛的负情绪，其实大多数人都可能或轻或重地陷入抑郁。多数时候，抑郁属于一种特殊的正常情绪，但当它超过了正常界限就畸变为抑郁症，成了病态心理。由于每个人的心理素质不同，所以抑郁有时间长短、程度强弱之分。

现代心理学研究表明，抑郁使人的各方面能力降低。我们常有这样的感觉：心境良好时，思路开阔，思维敏捷，能力很强，解决问题又快又准，强烈而持久地激情更能催生巨大的创造性；心情郁闷的时候，思路阻塞，操作迟缓，甚至会把正在进行的活动骤然中断，更无创造性可言。

在抑郁的心境下，人的记忆力会减退，感知力降低，只看到表面而看不到深层，只看到眼前很少的几个点而看不到已经清楚地呈现出来的其他线索，使知觉范围变窄；思维过程更多的是机械的重复模仿，缺乏创新想象力；实践能力降低，无力改变环境，也难以改善自己，总是被外界的毁誉牵着鼻子走；一旦得不到认可与接受，便退缩躲避，寻求援助，经不起风浪，甚至受不了波折，难以适应复杂多变的人生。

更可怕的是，经常处于烦恼和忧愁状态中，不仅会加速人的衰老，而且高血压、精神病、心脏病等疾病也会不期而至。这些身体上的连带问题，往往会使得抑郁症患者的健康状态雪上加霜。

男人抑郁症的起因，往往和压力有关。工作中的升迁贬降、成功失败、家庭中的生老病死、婚丧嫁娶，都会在男人心中掀起波澜。在中国，男人们非常注重面子，往往将表达抑郁的情绪视为软弱和羞耻。因此男人们习惯了在生活中掩饰自己的抑郁。更有调查数据表明，男人抑郁症患者有近七成讳疾忌医。事实上，抑郁症是一种疾病，与身体上的疾病一样都需要专业的治疗。男人首先应该以正确的心态对待自己的疾病。男人即使得了抑郁症，也不要自责“我为什么得上这该死的病”，而应该明白自己当前急需的是积极踏上寻求康复的治疗之路。

在治疗抑郁症的过程中，应该认真遵循治疗方案，依照处方服药并且定期就诊；治疗中应多和亲人、医生沟通，并且避免做出重大的决定。

治疗抑郁症，不但要“医治”，更重要的是“自治”。保持乐观的心态，健康的心理，适当地发泄情绪，建立真实可靠的人际关系，这才是治疗抑郁的根本。有抑郁心态的人往往建立一堵与世人隔开的墙。这是一种特殊的心理屏障——“隔离”。如果感到自己徘徊在抑郁症的边缘，就要想尽一切办法让自己变得快乐。具体方法，我有以下几点建议：

1. 通过社交活动积极融入社会

人是群居性的动物，心理健康离不开与他人的沟通。和朋友拥抱大自然，迎接朝阳，欣赏花草、听音乐，是不错的选择。

2. 让大自然排解心头苦闷

孔子说：“岁寒然后知松柏之后凋也。”人们不仅可以从大自然中领悟到人应该具备的种种品格，还能拓展自己的心胸，消除生活中的烦恼和忧愁，比如佳景幽趣可以使心灵获得慰藉。

3. 与开朗乐观的人交谈

遇到不开心的事情很常见，这个时候可以和积极乐观的朋友交谈，既能宣泄自己的不良情绪，又能消除原有的偏见和错误认识，是获得好心情的有效方法。

第三节　男人要正确面对恐惧

科学调查显示：男人的主要恐惧在于面对人生的重重阻力与生活的层层压力时，自己却找不到出口。

当母系社会消亡以后，男人便担负上了社会主力的角色。事实上，随着时代的发展，男人天生优于女人的条件正在以惊人的速度丧失。在现今的时代，许多男人的心头都有一种挥之不去又不可言说的恐惧感，比如怕黑、怕登高、怕蛇、怕小偷、怕失业、怕被人轻视、怕自己的性能力不足等等。

这里，首先在恐惧问题上做一个声明：不论是身体健硕的施瓦辛格，还是料事如神的诸葛孔明，世界上没有一个男人能够完全做到不恐惧，再勇敢的人有时也不免有懦弱胆小、畏缩不前的心理状态。恐惧是人类正常的心理情绪，也是对外界的一种自然反应。但如果让恐惧成为一种习惯，它就会成为情绪上的一种疾病，它使人过于谨慎、小心翼翼、多虑、犹豫不决。恐惧使人心中还没有确定目标之时，已含有畏惧的意味，在稍有挫折时便退缩不前，容易让人产生悲观失望的情绪，导致自我评价和自信心的下降，因而影响自我设计目标的实现。

今年26岁的小林大学刚刚毕业，街坊邻居们就开始热心地给他“牵线”了。几个月时间，小林走马灯般地见了20多个女孩，可是一个也没有谈成。是姑娘不好吗？绝对不是！其实他见的很多姑娘的品德、学识、形象都很好。那么，问题究竟出在哪里呢？

原来，10年前他上初中时，与一个女同学玩游戏，两人躲在墙角处，手拉着手，他对着女同学的耳朵说悄悄话。恰好老师经过发现了他俩，老师严厉地批评了小林，说他耍流氓，还扬言要把这件不光彩的事告诉校长与家长。小林被老师的话给吓晕了，认为自己犯了罪，害怕得要命。从那时起他再也不敢接触女孩了，见到女孩就远远地跑开。现在单独见到异性连一句话也不敢主动说，满脸通红，心里慌乱，不知所措。

由于小时候的阴影，小林对恋爱的确有种说不出来的恐惧，见到女孩就紧张得无言以对，甚至语无伦次，行为失态。10年前发生的事情，使他的心理受到了严重的创伤，埋下了"恐惧"的种子，导致他单独接触异性时出现了严重的恐惧心理。

其实，小林的恋爱恐惧心理是男人所有恐惧心理类型的一种。据专家解析，男人的恐惧与担心主要有以下几个方面：

1. 职业、生存保障以及金钱方面

由于男人收入在家庭经济来源中所占的比重较大，再加上"挣钱养家"的传统观念影响，男人的最大恐惧是在职业和经济方面。男人假若挣不到钱，失业、下岗、打工、流动、医疗、保险、购房、贷款、按揭、养育孩子、择校费等诸多的压力就会令男人扼腕悲叹，对人生失去安全感。这种生存上的煎熬反反复复无休无止地拨动着男人内心恐惧的心弦，几近让男人变得歇斯底里。

2. 身体健康方面

男人最怕的另一件事就是失去独立自主的能力，必须依赖别人的照顾。通常这种情况是在身体有病的时候出现。

3. 人际关系中的不安全感

男人在中年之后会特别害怕妻子或子女的轻视或离弃。所以一遇到家庭成员对自己态度不恭，反应就会很敏感。

4. 对子女能否成才产生忧虑

望子成龙、望女成凤的心理，男性往往比女性更为热切，中年男人通常深恐子女们不能达到他们的期望，而形成一种经常性的精神负担。

5. 对性能力下降的恐惧

男人对性无能感到恐惧，害怕自己不能让女人满意。正是由于在性方面的不安全感过于强烈，使得很多男人往往以自吹自擂的方式掩饰自己的不安使自己暂时忘却恐惧。

作为男人，首先要正确地认识自己。无论男人怎样聪明，都会在某一些方面表现出优势，在另一些方面表现出劣势，也会或多或少地遭受挫折或得到外部环境的消极反馈。总之，没有一个人可以在所有的事情上都强过另一个人。恐惧是心中的冰点，许多时候，打败自己的不是外界的困难，而是自己心中的恐惧。男人面对恐惧，不要怕受伤。生活在现代社会，必须摒弃害怕受伤、畏惧挫折的心理，摆正心态，以一颗健康有力的心尝试生活，明天才会有更好的开始。

第四节　男人要学会制怒

愤怒使男人失去理智。许多场合因为不可抑制的愤怒，使男人失去了解决问题和冲突的良好机会。而且，一时冲动的愤怒，事过之后要付出高昂的代价来弥补，更何况有一些因愤怒导致的损失可能是永远无法弥补的……

为什么男人比女人更爱发脾气呢？这与男人的心理应激反应的控制水平比较低有关。有些男人从小被家里人娇生惯养，在家里养成了好发脾气的毛病；有的是长期处于逆境，受压抑、无处倾诉，一旦有了亲近的人，“至亲至疏”， 两极转化，爱人反而成了其发脾气的对象。

心理学的研究表明，爱发火的男人一般有以下弱点：

（1）娱乐的时候爱较劲。

（2）正义感强烈。

（3）恃才傲物。

（4）对孩子控制不住自己的愤怒。

（5）随心所欲。

脾气暴躁的男人，情绪的稳定性、忍耐性差，而情绪爆发的强度又较高。遇到一些不顺心的事，就易发脾气。不过，人们多不会无缘无故发脾气，发脾气需要有一定的情境条件。特别是当情境发生明显变化时人的情绪就可能大起大伏，遇到一点儿挫折就会失去心理平衡，大发脾气。

27岁的小伙子郭佳哪儿都好，就是脾气很暴躁，很多时候，他无法控制自己的脾气。每次他的脾气发作，都如台风过境般恐怖，但脾气发过之后就什么事都没有了。一次晚餐，郭佳在盛怒之下，把桌上的饭菜全都掀翻在地上，并把自己的妻子推倒在地，妻子的头不慎撞到了桌角上，顿时头破血流。一双小儿女面对满地狼藉目瞪口呆，哇哇大哭。而整个事情的起因只不过是夫妇之间一场小小的口角。消气之后，郭佳后悔不已，而挽回似乎已经来不及了，他的妻子忍受不了郭佳的坏脾气，果断地向他提出了离婚。

人在愤怒的情绪支配下，往往不顾及别人的尊严，愤怒时最坏的行为是严重地伤害别人的面子。损害他人的物质利益也许并不是太严重的问题，而损害他人的感情和自尊却无异于自绝后路，自挖陷阱。可能从此失去一个好朋友，失去一批客户，个人形象可能从此在领导眼里受到损害，别人从此开始对你的合作产生疑虑，更可怕的是，可能因此伤害到生命中最重要的人。

美国有一位政党的领袖，负责指导一位准备参加参议员竞选的候选人，教他如何去获得多数人的选票。

这位领袖和那人约定："如果你违反我教给你的规则，你得被罚1000美元！"

"行，没问题，什么时候开始？"

"就现在，马上开始。"

"好，我教你的第一条规则是：无论人家怎么损你、骂你、指责你、批评你，你都不能愤怒；无论人家说你什么坏话，你都得忍受。"

"这个容易，人家批评我，说我坏话，正好给我敲个警钟，我不会放在心上。"

“好的，我希望你能记住这个戒条。这是我教给你的规则当中最重要的一条。不过，像你这种呆头呆脑的人，不知道什么时候才能记住。”

“什么！你居然说我……”那个候选人愤怒地说道。

“拿来，1000美元！”

“呀，我刚才违反了你的戒条了吗？”

“当然，这两条规则最重要，其余的规则也差不多。”

“你这个骗子！”

“对不起，又是1000美元。”领袖摊手道。

“这2000美元也花得太快了。”

“就是啊，赶快拿出来，你自己答应的。你如果不给我，我就让你臭名远扬。”

“你这只狡猾的狐狸！”

“1000美元，对不起，拿来。”

“呀，又是一次，好了，我以后不再发脾气了！”

“算了吧，我并不是真要你的钱，你出身贫寒，你父亲的声誉也坏透了！”

“你这个讨厌的恶棍。”

“看到了吧，又是1000美元，这回可不让你赖账了。”

到这里，那位候选人心服口服了，那位领袖郑重地对他说：“现在你该知道了吧，克制自己的愤怒并不容易，你要随时留心，时时在意，1000美元倒是小事，但要是你每发一次脾气就丢掉一张选票那损失可就大了。”

候选人心服口服地点了点头。

坏脾气不仅会把人的生活弄得一团糟，更是诱发心脏病的重要致病因素，而且会增加患其他疾病的可能性，是一种典型的慢性自杀的情绪。为了确保自己的身心健康，男人们必须学会如何控制自己，克制愤怒，改掉动不动就怒不可遏的毛病。以下的几条建议，希望对脾气大的人有所帮助：

1. 发火不仅伤己，而且伤人

当对别人发过脾气之后，言语就像钉子一样会在人们的心灵中留下疤痕。这样做，就好像将刀子捅向某人的身体，然后，再拔出来。无论向对方说多少次对不起，那伤口都会永远存在。其实，口头上对人们造成的伤害与伤害人们的肉体并没有什么区别。

2. 找出发脾气的真实原因所在

找出发脾气的原因很重要，例如："对我而言，那些状况的严重性何在？""到底是什么让我以不智之举回应，而不寻求其他解决方法？""我心中怒火烧向谁？""以前这么做的结果是什么？""如果不发怒，最糟糕的结果会是什么？"……

3. 有意识地筑起"防火墙"

首先，不要因为别人发脾气，就怒不可遏。其次，发脾气应该"对事不对人"，决不可将矛头乱指。最后，不要把不满的情绪发泄到无辜的人身上，不要把别人当做替罪羊，这样不仅没有任何作用，相反会让人的情绪失控，发完脾气后会追悔莫及。

4. 先处理心情，再处理事情

脾气上来时，千万别冲动。首先，离开冲动的现场，直到自己冷静下来为止。接下来，在心里默数到10（这招十分有用），对自己说些有建设性的话。先问自己要怎么做，然后预测结果会如何，最后用安全的方式来宣泄愤怒。

第五节 消除嫉妒心里正视人强己弱

生活中，由于每个男人的能力、条件、主观努力、机遇不同，取得成绩的大小也就有所不同，这自然会引起家庭、单位、社会的不同反映和评价。当别人取得了较大的成绩，受到社会称赞时；当自己的同事受到社会或领导的赞扬时，有些男人在心理上就会滋生出一种不愉快的感情，这就是嫉妒。

小飞刚被提升为公司副总经理。这几天他心里特别高兴。开着单位配的宝马车，一路狂奔。可是，他万万没有想到的是，他在单位地下停车场刚下车还没有来得及关车门的时候，就被几名蒙面的暴徒暴打一顿。虽然伤势不重，但是也给他造成了难忘的伤痛。

由于伤情不严重，小飞没有报案，可事情到这里并没有结束。仅仅隔了一天，小飞的笔记本电脑里的一些谈判记录和客户资料突然莫名其妙地消失了，险些给公司造成严重损失。为此小飞受到了董事会高层领导的严肃批评。小飞感到问题的严重性，他派专人进行了调查，调查员敏锐地发现这两件事情与公司的一位部门经理陆某有关系。小飞听说是陆某干的，简直不敢相信自己的耳朵，因为他与陆某的关系非常好，一起上的大学，又一起到了这家公司，同时被提拔为部门经理，小飞一直把他当成一路并肩战斗的好哥们儿。

大家都知道，陆某在单位是个非常勤奋的部门经理，有一股不服输的精神。干什么都想争第一，特别追求完美，不愿意被人指点自己的工作不足。在公司十几年，他的确给公司做出了很大的贡献。但若是同事在工作业绩上超过他，他内心就会十分嫉妒，充满敌意，恨不得把超过他的同事都“干掉”。并且从这一天起，他就会饭也吃不香，觉也睡不好，时不时地散布人家的坏话，诋毁人家。

前不久，陆某看到一直与自己地位相当的小飞被提拔当了副总经理，心理顿时失去了平衡，他一心认为小飞的工作水平不如他，副总经理的位置应是他的。陆某的情绪无法控制，越想越堵得慌，几天几夜没有休息好。最终，陆某悄悄地请了几个社会上的朋友教训了一下小飞。后来，他看到小飞被打后每天仍然风光地开着宝马车，热情地与客户谈判，对各部门发号施令，这使他更加生气，于是他趁小飞不注意，在他的笔记本电脑上做了“手脚”，给小飞造成了工作上的被动。

爱嫉妒的男人常常担心对方的成绩和荣誉会对自己构成威胁，或者出于一种不愿有人超过自己的情绪，心理上产生一种忧惧，行动上对对方冷漠，甚至不惜诋毁对方的成绩，有意无意地散布关于对方的流言。不健康的嫉妒心理一旦产生，就会像瘟疫一样，使人丧失斗志，并给自己套上沉重的精神枷锁。嫉妒犹如洪水猛兽，任其发展下去，会毁掉人的一生。

以下有几条建议，可以帮人们驱走内心的嫉妒之火：

1. 建立为好事祝福的心态

真正的智者会选择为好事祝福，分享快乐。态度是相互感染的，自己对人持什么态度，别人也会对自持什么态度，自己不承认别人，别人也不会承认自己，忌妒别人，别人也看在眼里，记在心里。

当周围的哥们儿娶到漂亮温柔的新娘，当单位里的同事获得升迁，拿到高额奖金时，应该为他们高兴，真心地为他们祝福；当同事在某方面取得重大突破，应该欣赏同事的成就，从心里给他热烈的掌声；看到同事的进步和成绩，应该为同事高兴……如果不服气，可以积极努力，更好地工作，在业绩上超过同事，以行动证明个人的能力，这才是优秀男人的本色！

2. 实施“报复”之前一定冷静下来

心理医生说：“当你对一个人有好感时，可能他干什么你都不会产生反感。当你对一个人产生敌意或忌妒心理时，他的一举一动，都会令你讨厌与气愤。”当自己产生了嫉妒的心理时，一定要冷静。有什么意见要当面说，不要背后下“黑手”。这种背后的小动作，既不道德，也不是男子汉应该做的事情。仔细想一想，万一“黑手”真的下过了头，触犯了刑律，那时可要吃不了兜着走了。千万不要为了解一时之气愤干出“千古恨”的傻事来。

3. 从积极乐观的角度看待问题

当人成天幸灾乐祸时，总是从负面来获取恶意的快感，目光着眼点始终盯在社会的负面上。

一次，有个衣着破旧的女人哭着对美国一个著名的影星说：“我的儿子约翰12岁了，住在医院里，急需3000美元的手术费。如果交不上这笔费用的话，他明天就会死。”

这个影星立刻就拿出3000美金给这个女人。第二天她的经纪人对她说：“告诉你一个不幸的消息，昨天那个女人是个骗子，根本就没有12岁的儿子住院那码事。”这个影星说：“这不是一件好事吗？没有一个小男孩面临死亡这不是一件好事吗？”

4. 敢于与别人竞争，但要友好竞争

无论人们承认不承认，每个人或多或少都存在忌妒的心理。不同的是，有的人因忌妒而积极进取，鞭策自己迎头赶上。而有的人却因为忌妒感到消极悲观，失落逃避；对别人则是忌恨仇视，诋毁中伤。如果不是以自己的努力和理智的态度控制和克服这种情感，任这种情感发展下去很可能会失去理智，甚至不择手段地给对方设置障碍。

与嫉妒相反的态度是友好竞争。自己承认羡慕对方，但并不畏惧对方，更不忌妒对方，而是向他（她）学习，同时也向他（她）挑战。“你行我更行”，通过埋头学习和工作，赶上并超过他（她），不断造成新的差距，又不断达到新的平衡。当然，并不是一切努力都能如愿以偿的。实现预想，达到期望固然是令人高兴的，为了实现期望的不懈努力和友好竞争同样是令人高兴的。整个社会内部的友好竞争，是推动社会前进的强大动力，而整个社会内部的忌妒、内耗，却可能使一个社会自相残杀、自相腐蚀、停滞不前。

第六节　生活中保持平常心

男人一定要有一颗平常的心，胜不骄，败不馁，不以物喜，不以己悲。达能兼济天下，穷则独善其身。身在逆境坚韧不拔，乐观豁达，积极进取，对自己的追求永不言败，以一颗平和的心去看待自己的得失。

拥有一颗平常心的男人一定活得不卑不亢，既不让自己处在自卑的阴影中，也不会让自己自信得失去了理智。

自负是自信的极端表现，是自信超出了理智范畴的情况。自负的男人往往狂妄自大，自以为是，难以接受他人的意见。做事固执己见，又恃才傲物，自认为是天下第一，唯我独尊。这些人脾气往往很暴躁，使他人不敢轻易发表意见。自负的人不会灵活办事，又缺乏必要的交际能力，而且情绪波动大，喜欢感情用事，缺乏必要的冷静和理智，往往陷入痛苦的折磨而不能自拔。

自卑的情绪与自负恰恰相反，表现为自己轻视自己。这是男人另一种常见的不平常心态。自卑心理严重的男人，并不一定就是他本人具有某种缺陷或短处，而是不能容纳自己，自惭形秽，常把自己放在一个低人一等进而演绎成别人看不起的位置，并由此陷入不可自拔的境地。怀着自卑心理的男人心情低沉，郁郁寡欢，常常因为害怕他人瞧不起自己而不愿意与他人来往，只想与人疏远，缺少朋友，甚至内疚，自责、自罪；他们做事缺乏信心，优柔寡断，毫无竞争意识，也享受不到成功的喜悦和欢乐，因而感到疲劳，心灰意懒。

十几年前，王某从一个仅有20多万人口的北方小城考进了北京大学。上学的第一天，与他邻桌的女同学第一句话就问他："你从哪里来？"但这个问题正是他最忌讳的，因为在他的逻辑里，出生于小城，就意味着小家子气，没见过世面，肯定被那些来自大城市的同学瞧不起。所以，这个女同学的问话，使他一个学期都不敢和同班的女同学说话，以致一个学期结束的时候，很多同班的女同学都不认识他。

从心理学的角度讲，不管是自负还是自卑，都是人情绪体验的一种。而要摆脱这些极端的情绪，男人们就应该尽量以一颗平常心来面对生活。

对于自负型的男人来说，克服自负心理，首先应该学会谦虚。

尼采说过："骄傲是对自己个人价值和能力的确信。任何人欲想事业成功，缺乏骄傲便缺乏创造性的本来动力。"骄傲过了头就会走进偏激的怪圈，性格和情绪上的偏激，是为人处世的一个不可小觑的缺陷。

如果意识到了平日里自己的行为有些偏执，那么，提醒自己不要陷于"敌对心理"的旋涡中。首先要自我提醒和警告，处事待人时注意纠正，这样会明显减轻敌意心理和强烈的情绪反应。要懂得只有尊重别人，才能得到别人尊重的基本道理：要学会对那些帮助过你的人说感谢的话，而不要不疼不痒地说一声"谢谢"，更不能不理不睬；要学会对所有人微笑，可能开始时很不习惯，做得不自然，但必须这样做，而且努力去做好；要在生活中学会忍让和有耐心，生活在复杂的大千世界中，冲突、纠纷和摩擦是难免的，这时必须忍让和克制，不能让敌对的怒火烧得自己晕头转向，肝火旺盛。

自负的男人的致命弱点是不愿意改变自己的态度或者接受别人的观点。因此，自负的男人要明白，所谓接受批评，并不是让自己完全服从于他人，只是要求自己能接受别人的正确意见，通过接受别人的批评，改变过去固执己见、唯我独尊的形象。

对于自卑型的男人来说，正确认识自己则是当务之急。

自卑是每个正常人都有的情感。人都或多或少地隐藏着一种深刻的自卑，这可以从每个婴儿柔弱和无能为力中找到根据。自卑感是儿童拼搏纷争的驱策力和起始点，它决定着儿童的生活方式、目标与风格。它作为驱动力，极力克服前进中的障碍，超越自卑，赢得自信与自尊，从而走向成功，实现自我。因此从某种程度上看，自卑可以属于积极的情感。所以，某些时候你在某些方面有不如意的感觉，出现自卑是正常的。男人们认识到这一点，大可不必以此为耻自暴自弃，更犯不上用狂妄自大、目中无人去掩饰，那只是自欺欺人罢了。

如果常常感到自卑，就需要自我调适了。首先，不妨先寻找一些比较容易也很有把握完成的事情去做，成功后会收获一份喜悦，然后再找另一个目标。在一个时期内尽量避免承受失败的挫折，以后随着自信心的提高逐步向较难、意义较大的目标努力，通过不断取得成功使自信心得以恢复和巩固。一个人自信心的丧失往往是在持续失败的挫折下产生的，自信心的恢复和自卑感的消除是从一连串小小的成功开始，每一次成功就是对自信心的强化。自信恢复一分，自卑的消极体验就将减少一分。

总之，不管是哪种极端心态，要想获得一颗平常心，都应该先从全面认识自己开始。男人们既要看到自己的优点和长处，又要看到自己的缺点和不足，不可一叶障目，不见泰山。认识自我不能孤立地去评价，应该放在社会中去考察，每个人生活在世上都有自己的独特之处，都有他人所不及的地方，同时又有不如人的地方，不能总拿自己的长处或者短处去和人家比。

第七节　职场男人的几种不健康心态

男人身处这个物欲横流的社会中，每日为了生活的理想，为了适应变幻莫测的社会，驰骋于商道，拼搏于职场……每个身在职场的男人都希望自己有地位，有车子，有房子，有票子。但这些都要靠自己在职场辛苦打拼才能够获得。

男人要活出一个男人样来，就必须承受很大的心理压力。在这种压力下，一些男人的行为就会变形，甚至出现心理偏差，这些偏差很有可能让男人在职场的一切努力“前功尽弃”。因此，男人们只有给自己“纠偏”，才能工作得轻松，建立好人缘，有个好前途。

要想“纠偏”，首先要认识到什么是“偏”。职场中，影响男人的不良心态主要有以下几种：

1. 浮而不实

一家公司新进了两位员工，刘先生是博士生，于先生是硕士生。在公司里，他们的学历算是很高的，他们俩本以为到公司就会受到重用，进入重要的岗位，可是开始安排下来的工作令他们大失所望。在这家公司，他们仿佛成了杂务工，什么都要干，包括打扫厕所卫生、补充办公用品等等。于是他们便开始私下埋怨。刘先生开始厌倦这份工作，他认为自己堂堂一个博士，怎么能每天只是给别人端茶倒水呢？于是他懈怠了手头的工作，每天都在网上留意招聘信息，随时准备跳槽，把工作扔到了一边，常常缺勤；于先生虽然心里不痛快，却仍然安心工作、任劳任怨，把它作为锻炼自己的机会，相信总有一天会赢得认可，甚至还深入了解公司情况，学习业务知识，熟悉工作内容。

这样工作3个月后，结果可想而知：于先生被调到重要岗位，结束了单调而乏味的后勤工作，而刘先生还没有找到另外的工作，却已经被公司先行辞退了。

在职场上，不管起点如何，没有辛勤的劳动就不会有收获。一些自命不凡的男人终日碌碌无为，不能静下心来做事，结果形成了恶性循环，使自己的生活陷入了空虚的状态。当远方的目标遇到困难和挑战时，一定要有踏实做事的心理。

2. 牢骚满腹

几个同事凑在一块儿，最常谈论的就是公司的规章制度、领导的魔鬼管理，还有干不完的活、受不完的委屈，这样的抱怨往往越多感觉反而越糟。作为一个有担当的男人，对工作应该具有较好的执行力，而不是牢骚满腹。

整天牢骚满腹的男人，至少有3个方面的不理智：耽误了个人成长的时间；阻止了个人努力工作获得升迁；把自己的心情搞坏了，对自己施加了消极的暗示，使

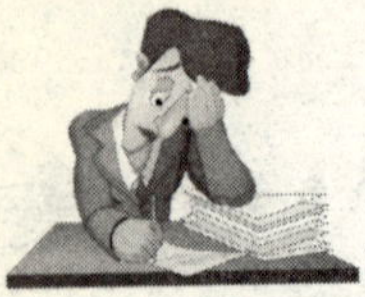

自己的情绪和能力都向下运行。

抱怨是一种发泄的渠道。有不满的情绪时，男人们不免以发牢骚的方式宣泄自己。如果偶尔发发牢骚，就不必大惊小怪了；但如果经常发牢骚甚至发偏执性的牢骚，就要加以控制了，以防不良情绪无限蔓延，影响我们正常的工作和生活。

3. 与领导冲突

小张大学毕业后走上工作岗位这短短的两年里，他竟然已经换了6家单位。每到一个单位，他和领导的关系都会越搞越僵。以至于最后不是他主动炒了老板，就是老板炒了他。尽管每次辞退的具体事因有所不同，但是所在单位的领导给他下的评价一致：目无领导，不能遵规守纪。而小张则每次离职时都大骂领导无德无能，同时为自己的才能不被赏识而委屈万分。

有些人具有反权威心理，这样的心理尤其容易出现在男人身上。这些人总喜欢“逆向思维”，爱挑领导的毛病，把与领导对着干视为“敢说话”、“有骨气”；把按照领导的要求办事视为“拍马屁”、“没出息”。像上述小张这样具有反权威人格的人，必须认识到自己人格上这种不适应社会的偏差，并且采取积极的措施来加以有效的矫治。

4. 自以为是

在职场上，自以为是的态度会让人的心理失态，是极其消极的心理。虚荣之心可以让人学会撒谎，学会伪装，学会欺骗，容易扭曲人格，让人失去友谊、真情和爱情。最后在嫉妒困惑中走向孤独，严重时还会使你丧失理智，干出一些伤天害理的事情来。

一个工作集体中什么样的人都有，高手、能人多得是，不要自以为是，认为自己是最有能耐的。有一句话说得好：“真人不露相，露相不真人。”在单位还是含蓄一些好。

第八节　男性更年期的心理健康

不论是医学界还是社会上，人们普遍更重视女人更年期的心理研究，而对于男性更年期的心理则很少谈及。实际上，男性也有一个更年期，无论在生理上或心理上都会或多或少地出现一些异常心理现象。

男性更年期的出现是与性腺功能的变化直接相关的。男性虽然没有类似女性的月经标志，但50岁以后睾丸会出现退行性变化，即出现一个由盛到衰的过程。其表现是睾丸体积逐渐缩小，60岁后这个趋势更加明显，一个男人到了70岁，睾丸就退缩到只相当于十二三岁儿童睾丸那般大小。睾丸的缩小，必然使性激素分泌减少，随之而引起脑垂体、肾上腺和肾功能的一系列变化，最终导致整个内分泌的变化。

男子在更年期中，心理方面主要有如下表现：

1. 心境和情绪发生变化

这时候的男人易出现抑郁、忧愁、烦躁不安。经常心烦意乱、坐立不安、喜欢发脾气。往往因一点小事就大动肝火，有时还会发无名火，表现出空前的暴躁。

2. 植物神经易发生紊乱

更年期男人会较常出现眩晕，有时过度兴奋；呼吸时有不畅之感，身体局部产生麻木感和刺痛感；胃肠功能有时紊乱，消化不良、食欲减退、便秘等；睡眠不稳，时常失眠；有时思虑过度，常常出现心烦意乱和恐惧感；紧张时，会产生心悸、耳鸣、眼黑等症状，某些部位还会产生不定的疼痛等。

3. 记忆与精力下降

尤其是机械记忆力下降，经常丢三拉四；注意力不集中，精力易分散，对外界事物的兴趣明显降低；由于体力下降，不愿参加户外活动，表现出明显的懒散状态。

4. 性格多疑

更年期中的男人性格变得有点奇怪。有时候别人的言行本来是好意的，往往被怀疑成恶意的；朋友的赞扬，又往往会被当成是讽刺挖苦；不愿和他人交往，孤独，表现出明显的不合群倾向；愿意单独行动，自以为是，听不进别人的劝导。在家庭中，处理不好家庭中的人际关系，经常与配偶、子女发生争吵，为一点小事情就会暴跳如雷，为子女的一句话就会生半天闷气。有严重者，甚至要与配偶分居或闹离婚等等。

5. 性欲减退，性能力降低

这个时候的男人性欲明显较年轻时降低，更有反应严重者，对性生活表现出明显的厌恶。加之男人生理上性能力的退化，使他们更加逃避性生活。

男子更年期出现的上述症状，同妇女更年期一样，除了由于体内激素水平的改变而导致身体出现一些生理上的变化外，大多属于心理上的毛病，因此一般不需要药物治疗。通过加强心理调节，症状会顺利消除。在家庭中，相对于妻子来说是丈夫的角色，相对于子女来说是父亲的角色，相对孙子、孙女来说又是爷爷的角色。男子在家庭中的地位举足轻重，有时会直接影响到所有家庭成员的思想情绪。因此，男子在更年期时期，切不要忘记自己的地位，要时刻想到自己的思想、情绪、言谈举止，对妻子、子女和其他成员产生强烈的影响。

更年期男性在心理调节方面，主要有如下内容：

1. 保持心理的稳定

更年期的男人应该学一点更年期常识，了解自己生理和心理发生的某些变化，然后泰然处之，不必惊慌。在我国，大多数男人很少懂得有关更年期方面的知识，当出现一些症状时，或认为是人老了的原因，或怀疑自己身上有了毛病，同时对自己的情绪放纵，不能很好地自我控制。所以中老年男性也应该学习一些更年期的生理知识，正确认识更年期的必然性，懂得如何应付更年期出现的各种症状，从而能理智地控制自己的情绪。

2. 学习制怒

由于雄性激素的作用，男人较女人来说，容易发怒。在更年期由于内分泌紊乱，更容易发怒。《黄帝内经》云：“怒伤肝。”怒作为一种强烈的情绪，比其他情绪带有更强的感染性和蔓延性。发一次怒在单位会破坏良好的人际关系，在家庭容易破坏和睦的家庭气氛，自己也会连续几天心情不得安宁。所以更年期的男性一定不要随意发怒，要学会运用种种方法来“制怒”。

3. 多到户外去活动

不要没事一个人闷在家中，有条件的话可以参加一些体育锻炼，如打高尔夫球、打康乐球、打太极拳等。户外活动不仅可以呼吸到新鲜空气，而且还可以通过各种活动来调节植物神经，达到心理愉悦的目的。

4. 进行自我心理疏泄

遇到令人头痛的事情产生不良情绪时，不要憋闷在心里，而应想办法将其疏泄出来。心理疏泄有两种方法，一种方法是自我劝导，自我解脱。换一个角度思考可以得出一个完全新的结论。比如有一些事情从这个角度看是坏事，而从另一个角度看，有可能是好事。变换角度思考问题就是自我解脱的一个很好的办法。另一种方法是借助他人进行情绪“释放”。心里有了郁闷，可以找自己的同乡、同学、知心朋友发泄一通，把心理的郁闷疏泄出来，会顿觉轻松。由于是亲朋好友，对方不但不会计较过分言辞，而且还会给以安慰和劝导。这种方法对于更年期男子的心理保健来说，是很有好处的。

5. 养成规律的生活习惯

吃饭、睡觉、活动都要讲究科学性。吃饭要规律，不可暴饮暴食；饮酒要适量，不可贪杯；睡觉最好是早睡早起，晚上看电视要有选择性，不要一坐就是数小时，一直坐到节目主持人喊“再见”。在看电视过程中，要见缝插针地进行坐式活动或站式活动。早晨不要睡懒觉，要尽量早起，到室外参加一些活动。事实表明，规律性的生活习惯，不仅有助于人的身体健康，而且有助于培养自己的良好心境。

最后，还有非常值得说明的一点。更年期的男人如果碰上自己的配偶也处在更年期，那么一定要多给妻子以安慰劝导。男人更年期虽然有许多症状出现，但症状强度一般来说没有女性强烈。所以作为丈夫来说，对也处在更年期的妻子的一些情绪上的不良反应，一定要体谅，要体贴关心妻子，劝导妻子，不要无端地进行指责。许多事实证明，劝导他人有时实际上也是在劝导自己，教育别人的过程往往也是自我教育的过程。夫妻相互安慰、体贴，有利于共同顺利度过更年期。

第九节　眼泪不是女人的专利

有人说，好男人一定是热血儿郎，这固然没有错。但好男人也未必是铁石心肠，再好的弹簧也有劲度系数，再好的金属也有柔韧底线。再好的男人不释放垃圾内存，也会崩溃，也会迷茫。

从心理学的角度说，男人是比女人还脆弱的“动物”，他们承受的压力更大，也更容易受伤害。不过受了伤后，男人多数情况下都会独自消化自己的苦闷，还要伪装自己，硬是不要流下泪水。男人为什么就不能放声哭泣？刘德华一首《男人哭吧不是罪》道出了天下男人的共同心声。

小林刚刚失恋，女朋友和一个有钱的小老板好上了。小林和女友原本是很恩爱的，女朋友离开他的原因只有一个，那就是他没钱。小林怎么说也是个国家公务员，薪水不高，但工作很体面。所以，小林很是窝火。

分手开始的两个礼拜，小林自以为很坚强，他说，男人流血不流泪。于是，他还是像往常一样快乐，工作得依然很开心，也从来不找人倾诉。但这正是小林的心理问题所在，人的不快压抑久了总有爆发的时候。

又是一个周末，小林独自一个人在酒吧里，和以前一样静静地喝着酒，碰到了一个女孩芳。他们彼此都不认识，但芳却和小林坐在了同一桌，芳在那不停地说笑着，小林依然沉默，喝酒，只是偶尔应一声。就这样，他们一直坐到酒吧打烊。

小林醉了，芳一直陪着他。小林摇摇晃晃地走在回家的路上，一不小心摔倒在地上，却索性躺下来，看着夜空。这时，有个温柔的声音在小林耳边轻轻说：“你怎么了……”是她吗？小林使劲地睁大双眼想看清楚是谁却又是模糊的一片。

“唉，你何必呢……”又是一阵叹息，柔柔地。

不知为什么，小林突然有了想哭的感觉，尽管那时他心里想的仍然是“不能哭”，但那久违了的眼泪，还是冲出了眼眶。

小林哭了……哭得那么莫名其妙，却又那么痛快。小林突然爬了起来，像个疯子似的，大喊大叫，蹦着跳着，任凭眼泪不住地流下，直到嗓子嘶哑，直到精疲力竭……整个夜晚，就迷迷糊糊地…… 第二天，一觉醒来，小林感到从来没有的轻松，似乎一切都重新开始了，他重新感觉到了真正的快乐。

当面对痛苦的时候，女人可毫不犹豫地痛哭一场，或者找个结实的肩膀靠靠。男人呢？哭吗？不，男人怎么会哭，男人是坚强的！说这样的话的男人，其实只是在欺骗自己！自己的脆弱，只有自己清楚。

男人哭或者不哭都应该得到理解，因为从古至今男人比起女人来要承受更多的社会压力，哭也无可厚非。但要男人哭一回，也不容易。记得从小长辈和老师就说：男人哭鼻子是没有出息的表现，男人再痛苦也要忍着，那是心上面的一把刀。因为男人要有“大丈夫”风范，哭，是一种懦弱的表现，对于时时在充当“硬汉”角色的男人，简直就是一种耻辱！正因为受到这种传统观念的熏陶，当男性面对紧张和压力的时候，更多地表现出沉闷和忧虑。

现实社会中，男人已经逐渐习惯了压抑自己的感情，有泪不轻弹，有苦不愿诉，心理状况经常处于阴郁和委屈之中，这种病态心理严重伤害了一些男人的心理健康。有一项测试表明，在压力面前男人的血压升幅比女性大。男人癔病患者多于女性，精神病院的男病人比女病人多。男人自杀概率是女性的4倍多。

虽然，男人常常告诉自己，要做个坚强的男人，再多的负担都可以承受下来，但别忘了，哭无论是对男人和女人都是有很大好处的。

首先，人在悲伤的时候，体内会产生一些不明毒素和有害的化学物质。如果这些有害物质积存在体内无疑会伤害人体健康。人在哭泣时，泪水能帮助人体将悲伤所产生的毒素排出到体外。这就是人在极度悲伤时，号啕大哭一场之后会感到心情好转的缘故。然而许多男子汉因其从小所受的教育及传统观念的约束，羞于用眼泪来表达自己内心的痛苦，更不能像女性那样痛痛快快地大哭一场，只有将苦水咽进自己的肚子里，使毒素也留在了体内。

其次，从生理保健的角度来看，男人压抑心中的悲痛，会让精神上产生的巨大压力难以排解，从而使生理上也受到不利影响，表现为神经处于紧张状态、食欲减退、内分泌功能失调等。

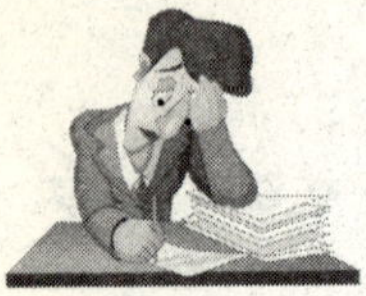

心理学家曾做过调查，把一些成年人按照血压的状况分为两组，即血压正常者为一组，高血压者为一组。然后一一调查他们是否哭泣过。调查结果是：血压正常者中，87%的人悲伤时都哭泣过；而高血压患者中，绝大多数是从不流泪的人。虽然不能因此就断定血压变化与哭泣有关，但人在悲伤时哭一哭，对身体健康是有好处的。

在巨大的生活压力下，男人该发泄的时候就要痛快淋漓地发泄释放，这不是软弱无能，而是为了维护心理的平衡和健康。

第十节　男人要学会从容

在如今快节奏的社会状态中，男人要避免身体和心理的“超载”，就要学会“慢生活”，使自己心理生理达到平衡状态。

肩负生活、事业、家庭三副重担的男性，一定要登高望远，看清方向。要记住老前辈的肺腑之言：少做多活是多做，多做少活是少做。横批：实话实说。

在这一点上，80岁高龄、精神矍铄、潇洒从容的金庸先生给了一个很好的回答：“乐观豁达养天年。”金庸先生学识渊博，但他不尚奢华，羡慕“且自逍遥没人管”的生活，饮食简单清淡，七八分饱，衣着自然简朴。他说：“人要善于有张有弛。武打小说打一会儿，就要吃饭，谈情说爱，不能老是紧张。要像《如歌的行板》一样，有快有慢。我的性子很缓慢，不着急，做什么事情都是徐徐缓缓，最后也就做好了，这样对健康很有好处。”徐徐缓缓的他成就了自己的事业，为了表彰他的杰出贡献，2001年国际天文学联合会还把一颗小行星命名为“金庸星”。

当快节奏的生活成为生存所必须适应的固定模式时，也许在人们的心底，对脚步不再匆忙、生活舒缓安逸的渴望已如山花般灿烂。所以，当“慢生活”的概念在1989年一出现，便迅速震动世界，甚至影响至今。快节奏的城市生活可能带来的负面效应就是扭曲了生命和环境。因此，男人们要从慢慢吃饭开始，尽量放慢生活的节奏。这也是国际慢餐协会对忙碌的现代人提出的健康忠告。

快节奏的生活方式很容易让人感到紧张和压抑，而要控制这种坏情绪，男人就要学会在快节奏的生活中放慢脚步，享受从容之。这里介绍几种做法，对缓解和驱除紧张坏情绪应该会有所帮助：

1. 适当保留自我空间

秩序是财富的基础，空闲是平静的基石。要安排好自己的时间，在履行义务之余，还能有自己的空间用来放松和休息。

2. 时常自我调剂

要在那些让人紧张、让人放松和愉快的事情之间寻找一个平衡点。如果是那种把快乐的事情留到“有空时”再做的人，那么这种快乐永远都不会降临，人也会感到活得很累。即使工作很繁重，平时也应该在周末抽出时间，放下工作，做一些自己喜欢的事情。

3. 学会放松

运动是很好的放松方式，因为它可以帮助人们释放多余的能量，安抚神经，减轻焦虑。做运动、放松心情有助于排除体内的毒素。

4. 学会接受

有时候人们需要学会面对一些无法控制的局面。如果遇到这种情况，就要接受它，直到有条件做出改变为止。这比终日冥思苦想而不得要领要有效得多。

5. 学会表达情感

著名治疗学家马戈特·罗查说：“说出你的问题有助于从现实角度重新审视它。我们与一个能够客观看待问题的人讨论我们的问题，这样可以集中提炼大家的观点，有助于问题的解决。”如果性格内向，不喜欢和别人交流，那就尝试写日记或者写信，即使永远也不会投递出去也没有关系。因为这样做以后，会感到舒服许多。

6. 学会关注健康

当人感到体力很好时，就有力量去面对冲突，实现计划，享受工作。如果身体健康，头脑就会很清醒，一切也会变得很容易。所以，请关注自己的健康，注意均衡饮食。一旦感觉不合适，就要尽快去看医生。要知道，健康决定一切。

7. 学会发掘点滴幸福

生活可能是光明的，也可能是黑暗的，这取决于人们如何看待它。紧张情绪可能是永远存在的重担，但若能有效地控制它，保持乐观和幽默感，紧张就不再是问题了。人在实现目标的过程中也会感觉轻松惬意，人们会发现生活是由许多开心时刻组成的。照亮生活吧，别让紧张情绪成为快乐的绊脚石。

8. 学会幽自己一默

幽默感是紧张的男人最大的救星。如果能在紧张时刻保持幽默感，就可以应付紧张的情绪，恢复平静。另外，笑一笑有助于肌肉放松，释放压力，使心情更好，态度也更加乐观。

9. 学会奖励自己

每天为自己的辛劳颁发一个奖品吧！可以是一块巧克力，也可以是一本心仪的书籍。这样的自我奖励能帮助人们缓解紧张的情绪，这个奖励可能简单到只是回家洗个热水澡，或者听一段舒缓的音乐，或者是躺在床上看一本好书。想到一天的工作之后，能享受这样一段自在的时光，日常工作也就没那么烦心了。

第十一节　男人要学会为自己减压

面对工作和家庭的双重压力，许多男人都承担着难以想象的负荷。在这里要告诫大家的是：人生在世，男人遇到难题是很正常的，面对种种不如意，需要安慰自己，而不是用砸东西、大喊大叫等方式来宣泄情绪。

男人有压力，就没有精神，没有精神就无法兴奋，也就不可能全心全意地投入到生活与工作之中。面对沉重的压力，有一些男人采取消极应对的方式。例如，沉溺于幻想、攻击他人、依赖药物、酗酒等等。这些方式可以暂时减轻压力，但不能解决产生压力的根源。

刘先生正是一家大型公司的部门经理，主管销售工作。他以前业绩非常好，经常得到领导的表扬，可最近业绩却直线下滑。

一次聊天，刘先生跟好朋友诉说了自己的烦恼："我最近经常感到没劲儿，打不起精神，什么都吸引不了我，注意力也集中不起来。上班很累，下班更累，出去玩没时间，吃饭怕发胖，去商场一见那么多人心里就烦。总之一句话：活着好没意思啊！”

这种状况在白领阶层的男人中比较多见，被称为“慢性疲劳综合征”，是日益加快的生活节奏和充满竞争的工作压力造成的。在心理咨询门诊的调查中，因相似情况来咨询的以男人居多。为什么男性更容易因为工作压力而引起身心失调呢？通常有以下这些原因：

（1）社会公众认为，如果女性事业不成功，但她能把孩子教育好，做了丈夫的贤内助，她也是成功的。但对男人的期望值是事业有成，他们只有在事业上取得成功才能得到大家的认可。这样男人就特别关注自己的工作，如果工作不顺利，出现挫折，心理上的压力就特别大。

（2）在公认的标准中，男人是强者，应该承受一切，女性是弱者，应该被保护。男人心中有苦恼大多压抑在心里，这样压抑的结果，必然会影响他们的身心健康。

（3）男人有了心理压力后，经常通过一些不健康的方式来释放，如吸烟、喝酒、开快车、疯狂玩电子游戏、看恐怖片、去夜总会等，结果是压力不但没有解除，反而影响了身体健康。

（4）从身体素质来看，男人 的耐受力较女性差。

生活已经给了男人很大的压力，为什么不尝试着自我放松和解压呢？通过改善生活方式，矫正不良行为等措施，来适应环境的急剧变化；通过培养善待自己的心态，可以给人生增加亮丽的颜色。这才是积极的应对方式。那么，男性应该掌握哪些减压的方法呢？

首先，要知道压力来自于哪里，如果是因为个人理想主义而产生的压力，那么就应该先从实际出发。一个人不能没有美好的理想，同时还要坚持从实际出发的做事原则。许多事情往往不是人们想象的那样完美，这免不了要消磨人们的热情。所以充满想象而不奢望，才能使自己发现生活的挑战与乐趣。

与此同时，建议通过学习新的东西，更新自身知识来帮助自己减轻压力与负担。如果工作岗位在近期内不可能变化，但是单调乏味的工作内容让人没有工作动力，这时就可以考虑学习新的东西、新的知识。新的东西总会让人好奇和兴奋，尤其是重新回到教室里的感觉会让人如沐春风，新的环境会使麻木的神经敏感起来。

在日常生活中，和家人深入地沟通感情也是十分必要的。不要以为“老夫老妻”就不需要这些了，也不要把家务琐事都推给爱人，对她说说内心的想法，为她买个新礼物，分担一些家务，她的惊喜和感激会为家庭带来意想不到的生活情趣。现代人不仅要会工作，更要会生活，享受生活也是需要技巧的。

另外，适当的体育运动对于缓解压力有很大的作用。体育锻炼除了能降低血压，改善血液循环，促进消化和吸收外，还可以转移人的注意力，解除焦虑、抑郁等负面情绪的影响。

第十二节　古人的心理养生智慧

有很多男人心理健康面临着极大的挑战，但却不知道如何缓解自身的压力。在本节中，不妨从我们的老祖宗那里取取心理养生经。

许多男人已经认识了心理健康对自己的重要性，但是又觉得想改变自身的情况总是不得要领。那么，让我们一起来看看古人是怎么做的吧。

我国古代的养生家们很早就认识到了心理健康对于人体身心保健的重要性。如《黄帝内经》就提出了“恬淡虚无，真气从之，精神内守，病安从来”的精神养生方法，强调思想清净、精神安宁，就可以保持身心健康。具体而言，古人的心理养生秘诀有以下几点：

1.修身养性

历代养生家都强调“养生莫若养性”。一般而言，性格开朗，活泼乐观，心理健康者，不易患精神病、重病和慢性病，即使患了病也较容易治愈，容易康复。男人应加强性格修养，培养乐观的情绪，要对生活要充满信心和希望，大度处世，宽以待人；合理安排自己的工作和学习；培养广泛兴趣和爱好，如阅读、绘画、书法、雕刻、音乐、下棋、种花、集邮、垂钓、旅游等，均能陶冶人的情操。从而起到颐养性情、调神健身的作用。

2. 养德润身

古代养生家把道德修养作为养生的一项重要内容，强调“养性莫若养德”。儒家孔子早就提出“德润身”、“仁者寿”的理论。孟子也倡导：“爱人者，人恒爱之；敬人者，人恒敬之。”道家、医家等，也都把养性养德列为养生首务，并一直影响着后世历代养生家。参与社会活动，多做公益活动，多做好事和善事会使自己的存在价值得到社会的公认，而且朋友遍天下，从而得到精神和心理上的满足，这正是古人说的“仁者寿”的道理。

3. 调摄情绪

古人云：“不如人意常八九，如人之意一二分。”所以，在日常生活中学习和掌握一些调摄情绪的方法是非常必要的。古代养生家非常重视不良情绪的控制，而且方法多种多样，最为常用的有节制法、疏泄法、转移法等。当然，不良情绪的控制也要辨证施法，因人而宜，灵活机动，当退则退，当进则进。有时退一步，风平浪静；有时进一步，海阔天空。

古人非常注重保持心理健康，并且在理论和方法上都有很多可以借鉴的地方。男性朋友们如果在日常生活中遇到什么不顺心的事情，导致心理失衡，无法自我调节时，不妨学学古人，做一回回归传统的精神养生。

第十三节　独具特色的中医心理疗法

男人们在工作生活中的郁闷、困惑，以及由心理原因导致的身体不适，都可以尝试用这套中医心理疗法来治疗。或许这套独特的中医疗法，能带给人不一般的神奇效果。

《千金翼方》说：“医者意也，善于用意，即为良医。”人的形体与精神是一个有机的整体，形是神的物质基础，神是形的主宰；形损可伤及神，神伤也可损及形；形全有利于神复，神复可促进形全。所以，中医的心理疗法不仅在心理因素为主引起的心身疾病的治疗中具有重要意义，而且对形残和沉疴顽疾等身心疾病的康复也能起到一定的作用。

中医心理疗法，是根据治疗计划，以语言或非语言等因素为手段，通过对人的感觉、认知、情绪、行为等的影响，使人产生一种或多种心理变化，控制或调摄另一种或多种心理变化，从而改善和消除患者的病态心理，治疗情志病证、精神障碍，减轻或消除某些躯体疾病的症状的一种治疗方法。

心理疗法可用于以下两种情况：一是用于神情异常已经形成病症者，如精神病症中的癫、狂、痫、郁证等。二是用于减轻或消除患者的某些躯体疾病，并可调治因此而引起的心理情绪失常。以情志损伤为主引起的各种病症，如焦虑症、恐惧症、抑郁症、强迫症、各种神经官能症等，是心理疗法的主要适应症。

下面，介绍几种常用的中医心理疗法，供大家参考：

心理疗法一：情志相胜法

情志相胜法，是以《素问·五运行大论》“怒伤肝，悲胜怒；喜伤心，恐胜喜；思伤脾，怒胜思；忧伤肺，喜胜忧；恐伤肾，思胜恐”的五行相胜的原理为指导，在正确判断患者不同性质情志疾病的基础上，利用各种手段(语言、行为、声响等)，使患者产生可以克制其病态情志的另一种情志变化，使由病态情志导致的疾病得以康复。适用于癫、狂、痫、惊恐、喜笑不休等症，是中医学独特的心理疗法。具有调摄心神、调畅气机、调谐阴阳、调和五志的作用。

1. 喜胜悲法

喜胜悲法可以使患者产生喜乐情志，以消除悲哀情志。如金代医家张子和曾经治疗过一名患者，“因其父死于贼而悲痛不已，乃至心痛结块，针药无功”，“乃学巫者杂以狂言以谑病者，至是大笑不忍”，“以喜胜悲而愈”。因此，张子和提出了“喜可治悲，以谑浪亵狎之言娱之”的具体方法。

喜胜悲法适宜于悲哭症、脏躁症以及由悲哀过度而导致的其他病症。实施喜胜悲法时要因人施乐，掌握分寸，防其太过而“暴喜伤阳”。方式不宜重复，内容要不断更新，不宜连续使用。

2. 恐胜喜法

恐胜喜法，是针对过度兴奋，“喜伤心”而致神气涣散，神明失其所主而恒笑不休的病症，有计划地采取适当手段，使患者产生恐惧情志，收敛耗散的心神，镇摄浮越的阳气，恢复心神功能的一种方法。常用于“大喜伤阳”，喜笑不休等情志失调。如有一患者，因“大喜伤心，非药力所能愈，故仆以死恐之，所以治病也”。因此，张子和在《儒门事亲》中提出了“悲可以治喜，以恐惧死亡之言怖之”的具体方法。但此法刺激情志的强度大，要注意因人而异，切勿滥用，以免生出弊端。本法适用于喜笑不休症，以及因过喜而致的其他病症。

3. 怒胜思法

怒胜思法，是针对思虑太过、伤脾耗神，出现神情困顿的病症，按康复计划，采取非药物手段，激怒患者，以怒制思，促进阴阳气血的平衡，恢复心脾功能的一种方法。《儒门事亲》载张子和曾治一妇人，因“伤思虑过甚，二年不寐，无药可疗”，张氏与患者丈夫暗定：“以怒激之，多取其财，饮酒数日，不处一法而去。其妇大怒汗出，是夜困眠。”“多取其财”而又不给患者治病，是为了达到一定的刺激强度和刺激量，保证以怒制思的效果。对病重者设计的刺激强度和刺激量要大一些，反之则小些。本法适用于思虑伤神所致的郁证及不寐、失眠、癫、痫等证。

4. 悲胜怒法

悲胜怒法，是针对暴怒或久怒伤肝，气机逆乱、神明失主的情志病症，采用语言的或非语言的手段，使患者产生悲哀情绪，以收摄逆乱之气，使肝与神明功能恢复正常的一种方法。

大怒则气血厥逆于上，扰乱心神，悲则气血沉降。悲胜怒法，在于以阴治阳，使气机升降达于阴阳平衡。张子和在《儒门事亲》中提出了“悲可治怒，以凄怆苦楚之言感之”的基本方法。医者应根据患者的不同情况，灵活地安排应用此法，而且事先要与患者家属解释清楚，以防误解。本法适用于兼有情绪亢奋症状的病证，如眩晕、狂证、痫证等。

5. 思胜恐法

思胜恐法是针对恐惧或惊骇伤肾导致精气内却、形神不安的病症，有计划地采用能够激起患者思虑的情志手段，以治疗惊恐病症，促进心身康复的一种方法。张子和在《儒门事亲》中提出了“思可治恐，以虑彼忘此之言夺之”的方法。所谓“虑彼忘此”，是针对患惊恐病证者，用语言引导患者思虑其他事物，可减轻或忘掉惊恐刺激，调控情志平衡。本法适用于惊恐证，并能减轻或消除患者的恐惧情绪。

心理疗法二：以情制情法

以情制情法能激发患者的某些情志活动，控制另一些不正常的情志，治疗某些情志病症，减轻或消除某些躯体症状。

情志致病会导致机体气机紊乱，故气机失调为其主要病机。如《素问·举痛论》说："怒则气上，喜则气缓，悲则气消，恐则气下，惊则气乱，思则气结。"以情制情法就是利用情志能够影响气机的升降散聚的原理，以达到治愈疾病的目的。例如忧愁者，精神抑郁则气机闭塞而不通，用喜乐疗法，使之"喜则气和志达，营卫通利"，气血和畅。故本法能治疗气机闭塞、逆乱一类的情志疾病。

1. 喜乐疗法

喜乐疗法主要用于忧愁、思虑、悲哀等情志疾病或情绪，包括形病志苦而表现出忧愁、思虑情绪的患者，具有"喜则气缓"、喜可胜忧、息怒等作用。《儒门事亲》载张子和治疗一位"病怒不食"的妇人，采用文娱活动的喜乐方式，"使二娼各涂丹粉，作伶人之状，其妇大笑。次日，又令作角抵，又大笑"再令两个能食妇女，引诱患者进食，使患者不药而愈。

2. 促怒疗法

促怒疗法利用触怒患者，使之产生愤怒的情绪，以治疗忧愁、惊恐等情志病变，具有升发阳气、振奋气机的作用。亦可用于阳气郁滞、气机阻塞、营血凝涩的病症。如《续名医类案》记载印汝成治一女子，"恒笑不止"乃令其穿上平日所爱之衣与母饮酒，使母故意滴酒沾其裙，使"女大怒，病遂瘥"。因为患者过喜则气缓，心神失养，采用怒则气上的方法温养心神，所以能发挥以怒制喜的作用。本法适用于失眠、嗜卧、癫证、郁证、悲哭证等。使用方法及注意事项同怒胜思法。

3. 悲哀疗法

悲哀疗法通过使患者产生悲哀情绪，以治疗情绪激动、神情不安，或其他疾病而导致的情绪躁动，具有收摄阳气、镇静神情、稳定情绪的作用。《儒门事亲》载，一医生治喜乐至极的患者，"切其脉，为之失声"，假装取药，数日不至，病者疑虑悲泣。医又以善言慰之而愈。本法适用于狂、喜笑不休、眩晕、头痛等证。使用方法及注意事项同悲胜思法。

4. 忧思疗法

忧思疗法通过使患者产生忧思的情绪，治疗多种情志疾患。通过使其"思则气结"的手段，收敛涣散阳气。忧思疗法属"移情易性"法，重在转移患者的注意力，使之忘记其他情志因素的刺激，有稳定情绪的作用。能控制多种情志症状，制约情志因素。本法适用于狂证、智残、失眠、遗精、阳痿，以及残疾病症兼有神情亢奋症状者。

5. 惊恐疗法

惊恐疗法是使患者产生惊恐情志，对思虑过度、气机郁滞、神情呆滞的患者，产生惊恐情志以振奋精神、消除思虑的制情作用。本法适用于癫证、郁证、喜笑不休症、悲哭证、嗜卧证及其他病证兼有阳气闭郁者。

使用本法后，应多做解释，或以喜善其后，防止惊恐致病。其他注意点同恐胜喜法。

第六章

难言之隐一定要说出口

生活中常听到中年男人指着老婆、孩子说：“一个更年期，一个青春期，真是没办法。”其实，更年期并非女人的专利。男人在40岁以前，总是脸色红润、肌肉发达，处处表现出阳刚之气。但一过40，男人的身体状况就急转直下，这个时期的男人通常啤酒肚隆起、肌肉松弛、身心疲倦、性功能减退，其实这些症状就是男性更年期的表现。

第一节　男性更年期的保健

1994年欧洲的男性学术研讨会上，奥地利泌尿学会将男性更年期的临床表现总结为：中老年男性雄激素部分缺乏综合征。目前许多专家认为它比较贴切地反映了男性更年期的本质特征。

老化是生命的自然过程，男人在40岁后，雄性荷尔蒙功能及睾丸制造精虫的能力逐渐衰退，也会出现如同女性的更年期。过去研究表明，雄性荷尔蒙一般在20～30岁达到高峰，之后就逐渐下降，50～60岁则有一波明显下降趋势。但男性更年期长期以来被忽略，有些人就算体内雄性荷尔蒙降低了，也没有任何不适症出现。

1976年巴黎国际会议上称男性更年期症状为男性更年期障碍，表现在有关激素的缺乏、社会环境的变化和心理变化等三个方面：

一是生理上。由于睾丸功能衰退，产生的雄激素逐步减少，因而引起男性性欲降低，性功能减退，勃起功能下降，但不会完全丧失性功能。这是男人与女人更年期的根本区别。

二是身体上。由于年龄增大，男人的各种脏器和“零部件”机能逐渐老化，加之社会环境、工作压力和家庭负担，男人体能上出现一些力不从心现象，如乏力、疲倦、失眠、食欲降低、骨骼疼痛、眼睛发花、记忆力减退、思维速度下降、注意力难以集中等。过去历来性格刚强、雷厉风行的人，可能变得优柔寡断，缺之主见；过去一直好学要强的人，可能变得懒得动身，不思进取；过去待人处世容忍大度，可能会变得容易激动、好发脾气。

三是血管、神经、功能紊乱。这个时期的男性容易出现潮热、出汗、心悸等一些常见症状。而肥胖、前列腺增生的男性会出现排尿不畅现象。

如果不能确定自己身体的不适是否是男性更年期所致，那么不妨做一个测试，下面12个问题可以用来作为自测：

（1）使用原来近视眼镜已无法阅读书报，摘下眼镜放近看反而清楚。

（2）眼睛特别容易疲劳，看书久后感到头痛、头昏。

（3）睡眠比以前减少，经常早睡早醒。

（4）饮酒者酒量大不如前。

（5）听力明显减弱，听人说话常常需要听两遍以上。

（6）牙齿松动，咬不动较硬的食品。有假牙者要经常换假牙。

（7）食物口味改变，爱吃甜、酸、辣、咸等重口味饮食，说明味觉减退。

（8）喜吃零食，特别是蜜饯类，这与口味减退有关。

（9）性欲减退。

（10）记忆力减退。

（11）开始怀念童年往事。

（12）学习与工作精力不如前，甚至有力不从心的感觉。

如果以上12个中有4个以上为肯定的话，那表明自己已进入更年期。

那么，男人该怎样做好更年期保健呢？对于多数男人来说，更年期表现不很明显，也不很典型，完全没有必要忧虑。当男性更年期来临时，男人首先要敢于面对自己的变化，不要忧心忡忡、忐忑不安，应该坦然处之，积极进行情绪、运动、饮食等各方面的调理，并合理安排自己的工作时间，减轻工作压力，做到劳逸结合。

在男性更年期中，男人应加强生活方式、情趣爱好、心理调整、环境适应、饮食合理等综合性自我保健。虽然男性更年期不像女性那样“来势凶猛”，但也应积极进行自我调节，以便安全顺利地度过这一特殊时期。可以从以下三个方面着手：

1.保持良好的心情和正常的生活规律

更年期是男人的第三起跑线，更年期过后还有很长的人生路要走。因此，要在第三人生旅途中走好走稳，并从中找到自己的人生价值。精神百倍地致力于自己的工作就会暂时忘却疲劳和辛苦，保持生活的乐趣和正常的规律是治疗所有更年期症状的良方。

2.保持适当和谐的性生活

更年期的性生活能给夫妻双方带来一种亲密感和伴侣感，达到减少疾病、促进身心健康和延缓衰老的目的。适度的性生活以第二天不感到疲劳为准。中老年性生活可避免生殖器的早衰，防止勃起功能障碍；可防止大脑的老化，使血流量增加，神经兴奋，食欲旺盛，睡眠香甜，精力充沛，增强抗病能力，延年益寿；可使夫妻双方焕发青春，肌肤比较滋润。总之，更年期协调和谐的性生活可谓“美丽的晚霞，余味无穷”。

3. 保持良好的生活习惯

更年期中的男性要尽量做到不酗酒，不抽烟，不暴饮暴食，生活规律，劳逸结合。并坚持适当的体育锻炼和文化、休闲活动；多吃黄豆、芝麻、红薯、西红柿等长寿食品，避免过多的盐、糖和脂肪，烹调做到色、香、味俱佳。

第二节　包皮过长的烦恼

男人怎样算是包皮过长？包皮过长又该怎么办？这是常使许多男人困惑担心的问题。本节中，就男性包皮的种种问题进行系统介绍。

包皮过长并不是什么疑难病症，相反，它的发病概率很高。我国成年男子中，包皮过长者占29%，包茎者占9%。一般来说，7岁以前的男孩，包皮都比较长，甚至能遮盖住整个阴茎头及尿道外口。随着青春期的发育，男孩阴茎体积增大，长度增长，包皮会向后退缩，使阴茎头和尿道口暴露在包皮之外，直至生殖器发育成型。但是，如果到了成年，包皮虽然能上翻露出龟头，但包皮口很小，盖住了尿道外口，就称为包皮过长。如果包皮不能上翻，在医学上就称为包茎；

有人认为包茎、包皮过长并不妨碍性生活及生育，因此不是生殖器的疾病。其实，这种看法不科学。因为，不论是包茎还是包皮过长，对人体都有一定害处。

我们知道，包皮、龟头的皮肤上有许多油脂腺体，会分泌所谓的包皮垢，白白黄黄并有特殊味道，如果包皮过长覆盖在龟头上面经常接触摩擦，加上流汗和污垢就会在皮肤上产生红色的斑点，并且会痒痒痛痛非常难受，我们称为“包皮龟头炎”。

如果发现包皮发炎，可服用一些消炎杀菌药，并用温开水浸泡阴茎，也可以在温水中放点高锰酸钾，再用干净棉花将包皮垢一点点拭去。以后经常用温开水泡洗，就可使炎症消退。

注意包皮卫生，最重要的就是知道如何将覆在龟头上的包皮翻过来清洗干爽，并保持干净。包皮过长的自我处理对男人非常重要，阴茎头受到包皮垢的刺激，容易引起梦遗。保持包皮内清洁，不但应该洗澡时将包皮翻上去，洗去包皮垢，而且平日也应该根据清洁情况，晚上不洗澡时打一盆清水，洗净包皮和阴茎头，不要嫌麻烦或不好意思。

比包皮过长更严重一点的是包茎。包茎是先天性的，包茎如未能及时治疗，阴茎头长期被包皮紧锁，会使青春期阴茎发育不良，以后会导致性交痛、性交困难和敏感度降低等，进而导致男性功能障碍，造成夫妻生活不和谐。同时，因为包茎者的包皮开口很小，包皮不能翻上去，也没法清洗里面堆积的包皮垢。所以应及早到正规医院做包皮环切手术，即切除包裹在阴茎头部的包皮，这样不但能防止包皮炎，而且对预防阴茎癌也有一定意义。

包茎和包皮过长的治疗较为简单，最好在没有造成炎症之前予以根治。但有些青少年缺少这方面的知识，或由于怕羞等原因，不及时治疗，以致经常有包皮炎发作，影响身心健康。所以，包皮过长的患者，千万不要错过了青少年时期的治疗，最迟也必须于婚前治疗。否则，由于包茎、包皮过长形成的包皮垢除诱发自身疾病外，还会通过性生活把各种致病菌直接传播给配偶。

第三节　前列腺疾病要早治疗

前列腺炎是男性青壮年的常见病。据统计，前列腺炎患者约占泌尿外科门诊病人的1/4，患前列腺炎后可以全无症状，也可以引起持续或反复发作的泌尿生殖系统的不适。而前列腺炎的危害不仅是疾病本身，它还会带给患者身心的摧残。更可怕的是，前列腺炎背后还可能隐藏着一系列并发症。

前列腺是男人特有的性腺器官。前列腺如栗子，底朝上，与膀胱相贴，尖朝下，抵泌尿生殖膈，前面贴耻骨联合，后面依直肠。前列腺是人体非常少有的，具有内、外双重分泌功能的性分泌腺。作为外分泌腺，由前列腺分泌的前列腺液，是构成精液主要成分；作为内分泌腺，前列腺分泌的激素称为“前列腺素”。

前列腺炎是中年以上男人的普遍梦魇，它很难治愈，且易于复发，所以许多慢性前列腺炎患者可能将炎症带入老年。那么，前列腺炎究竟是如何发生的呢？

1. 经尿道直接蔓延

这是比较多见的前列腺炎感染途径。细菌经尿道口上行进入尿道，再经过前列腺导管侵入前列腺体，引发急性或慢性前列腺炎。值得注意的是，淋菌性尿道炎是引起前列腺炎的重要原因。

2. 经血液循环感染

一个男人身体其他部位感染的致病菌，可以通过血液循环到达前列腺，引起前列腺炎。常见的有肠道感染、呼吸道感染、扁桃体炎等。

3. 淋巴感染

前列腺附近器官的炎症，如直肠、结肠、膀胱、尿道等炎症，也可通过淋巴管引起前列腺炎。

1. 排尿不适

前列腺炎者通常尿频，尿道灼痛，疼痛感可放射到阴茎部。清晨尿道口有黏液、黏丝及脓液分泌。严重时，可出现小便终末血尿及排尿困难。

2. 下体不适

后尿道、会阴和肛门部位有不适、重压或饱胀感，下蹲或大便时更加严重。

3. 性功能障碍

前列腺炎的早期，男人可能出现性亢奋，后期则会引发性欲减退或消失、射精疼痛、 血精、早泄、阳痿、遗精以及不育。

4. 放射性疼痛

前列腺或精囊由丰富的交感神经支配，炎症发生时腺体内部张力增大，可刺激交感神经引起转移性腰痛。疼痛感可放射到阴茎、睾丸、阴囊、会阴、大腿、臀部和小腹等处。

除了以上四条最显著特征外，慢性前列腺炎还可并发神经官能症，表现为乏力、头晕、眼花、失眠和忧郁等。

慢性前列腺炎的症状轻重不一，轻者可无症状。但大多数患者可见到会阴部或直肠有疼痛或不适感。疼痛可放射至腰骶部或耻骨、睾丸、腹股沟等处，可有排尿不适、排尿灼热感、尿道口常有乳白色分泌物等症状。对于轻度的前列腺增生症，可以采取以下家庭疗法缓解症状：

1. 缩肛法

有规律地收缩肛门，能对前列腺施行按摩，促进会阴部的静脉血回流，使前列腺充血减轻，炎症消退。在以下情况下坚持收缩肛门效果更佳，比如每晚临睡前及晨起时、大小便后以及性生活之后，缩肛必须用力，然后最好马上排尿。

2. 脐疗法

艾叶60克，石菖蒲炒热，用布包好，每晚烫敷脐部。

食盐50克，切碎生姜250克，一同放入锅内炒热，然后用布包好，待热度适宜后敷于小腹部，冷了再替换，热敷几次就能见效。

甘遂细末9克，面粉适量，冰片少许，加温后调成糊状，贴于肚脐下12厘米、方圆大约6厘米的位置上，一般30分钟即可起效。如果没把握，一定要在医生指导下进行辩证调养。

3. 饮食疗法

对于前列腺炎，中医推荐的一些饮食疗法也能达到不错的治疗效果。下面就是一些比较适宜的食疗方法，建议患者根据自己的具体情况选择。

（1）党参15克、黄芪20克、冬瓜45克，味精、香油、盐适量。将党参、黄芪放入锅内，加水煎15分钟，去渣滤清，乘热加入冬瓜片，继续 煮至冬瓜能食，加调料即成，可佐餐用。本方可健脾益气，升阳利尿，适用于脾气虚所致的前列腺增生。

（2）肉桂5克、车前草30克、梗米50克。先煎肉桂、车前草，去渣取汁，然后与梗米一同煮粥，熟后加入红糖调味，空腹食用。本方可温阳利水，适用于脾肾阳虚型前列腺增生。

（3）蒲公英30克、粳米50克。先用水煮蒲公英，取汁去渣，再与粳米一同煮成粥，空腹食。本方适用于湿热所致的前列腺增生。

（4）杏仁10克、石苇12克、车前子15克、大鸭梨1个、冰糖少许。将苦杏仁去皮打碎，鸭梨切成块去核，加石韦、车前子及适量水同煮，待梨熟后放入冰糖调味，代茶饮。可泻肺火，利水道。适用于肺热壅盛所致的前列腺增生症。

（5）苦瓜2条，羊肉100克，素油、大蒜片、酱油、精盐适量。将苦瓜切开去蒂去籽，切成细丝，加精盐约1克拌匀，闷10分钟；羊肉切细丝。锅置旺火上，将素油烧热，放人肉丝，炒至八成熟时加入苦瓜丝、蒜、酱 油、盐一起炒3分钟，即可出锅，佐餐食用。本方适用于前列腺增生。

（6）赤小豆100克、白茅根50克。加水适量，用文火将赤小豆煮烂，去茅根，食豆喝汤。本方适用于湿热型前列腺增生。

前列腺是男人很脆弱也很重要的器官之一，健康的前列腺离不开男人良好的生活习惯。下面说到的这些习惯，对于中年男人尤其重要：

1. 主动喝水，保证排尿通畅

多喝水就会多排尿，多喝水能够稀释尿液的浓度，从而降低尿液对前列腺的刺激。多喝水排尿也是肾脏保健的好方法。

2. 有规律的性生活

每周三次或者更多,有规律的性生活可以缓解前列腺疾患，而让前列腺排空的最佳方式莫过于有规律的性生活。许多中年夫妻会慢慢远离性生活，这对前列腺的保健十分不利。

3. 保持愉快舒畅的心情

生活压力可能会增大前列腺肿大的机会，当生活压力减轻，心情舒畅时，通常前列腺症状也会舒缓。

4. 远离酒精、咖啡因

前列腺对酒精十分敏感，一旦遇到酒精的强烈刺激，局部毛细血管就会迅速扩张、充血，细胞发生水肿。血液中酒精的浓度越高，前列腺肿胀也就越严重。刺激性的饮料和食物，也会对前列腺产生影响。

第四节　关注排尿

排尿？大概没有人说自己不会吧。不过，从健身防病的角度来看，却没有几个男人能确定自己的排尿方法科学。

排尿看似事小，对男人健康来说却意义重大。一项以男人为对象的调查显示，男人中有16%的人有排尿困难、如厕过频的问题，其中相当多一部分人还有夜尿的习惯，还有部分受访者表示，经常感到尿未能排净。

排尿问题有多严重呢？简单地说，如果尿液难以排空，尿液中的致癌物质将侵害膀胱肌肉纤维，破坏其细胞，促发膀胱的癌变。并且，尿液长时间留在膀胱里，令膀胱压力上升，很可能导致肾功能受损，加大患膀胱癌的可能性。那么，究竟怎样做才是男人正确的排尿方法呢？

1. 定时排尿

多久排尿一次并没有硬性的规律，通常有了尿意就应该如厕。不过，美国国立身体中毒研究所专家认为，中年男人每隔1～2个小时就应该排尿一次，以降低尿液中的致癌物质对膀胱的侵害，减少前列腺炎的发病率和复发率。另外，因为浓度偏高的尿液会对前列腺产生较多的刺激，所以男人应该多喝水，稀释尿液。

2. 排尽余尿

尿液若是排不尽，易诱发尿路感染，这也是患病的一大隐患。如何才能将残余的尿排尽呢？男人小便后，应用手指在阴囊与肛门之间的会阴部位挤压一下，这样不仅能排出残余的尿液，而且对患有前列腺炎的人有好处。

3. 勤做提肛运动

这一招很简单，也很管用。每次凝神、用力收缩肛门，持续1～2秒钟之后放松，然后再做一次，有节律地坚持5～10分钟，每天早晚各一次，长期坚持，能增强会阴部肌肉和尿道肌肉的收缩力，促使残余的尿尽快排出。

4. 下蹲排尿

这个方法听起来有些怪异，但对于中年男人来说，下蹲式排尿却能有效减少受癌症伤害的概率。调查显示，在习惯下蹲排尿的印度，男性肠道、膀胱癌的发病率相当低；更有详细数据统计，下蹲排尿的男人患癌率比站着排尿的男人要低40%。因为下蹲排尿可增加腹压，加速废物清除，降低患病风险。特别是有尿频、尿急、肾功能失调的男性，不妨采用下蹲排尿的方式。下蹲排尿在公共场合可能不太方便，但在自己家中时，不妨一试。

5. 性生活前后都要排尿

有些男人在性兴奋期间，膀胱括约肌呈高度紧张状态，性交后6～10小时都不能排尿，并且伴有不同程度的尿滞留，这对健康威胁很大。因此在性生活前最好排一次尿，降低身体兴奋性；性交后也尽力排尿一次。这样既可以预防性交时可能产生的尿路感染，有可以维护括约肌和逼尿肌的功能。

第五节　男人肾虚的影响与治疗

中医所讲的“肾虚”中的“肾”，不仅指解剖学上的肾脏，而且是一个生理作用相当广泛，与人体生殖、生长发育、消化、内分泌代谢等都有直接或间接关系的重要脏器。

如果问100个中国男人最害怕有什么毛病，相信有90个以上都会回答是“肾虚”。中国早有古话，“十男九虚”、“肾虚就要补肾”。久而久之，肾虚几乎成了一个筐，男人有什么病都会往里装。事实上，国人对肾虚的关注度很高，但真正了解肾虚的人并不多。不少男人对肾虚的症状、概念及补养方法一直存在着很大误解。

下面我们总结出了男人在肾虚上最常见的四大误区，再对它们的真相进行说明：

肾虚误区一：一次“不行”就是肾虚

很多男人一次“不行”了就跑到中医那去治肾虚，实际上，一项针对700多名阳痿患者的调查显示，只有32.9%的人是因肾虚引起的。如果随意在街边成人用品店购买壮阳药很可能会加剧病情。阳痿的成因多种多样，可能是由于性生活过多，肾气大虚所致。但临床上，也常见到一些由心脾气损或恐惧伤肾引起的阳痿。总而言之，阳痿并非是肾虚的代名词。

肾虚误区二：体弱就是肾虚

很多男人一有出汗多、频繁如厕、腰膝酸软、性欲下降等症状，就怀疑自己肾虚了。肾为人体生命之根，内藏元阴元阳，主骨生髓，藏精，故古人称肾为“先天之本”。肾气不足，自然会体质下降，腰膝无力。可是，引起体质虚弱的原因很多，如脾胃受损，肺气亏虚，肝血不足，心阴亏耗等。判断是否是肾虚需要经过望闻问切“四诊合参”，全面分析之后才能定夺。拿出汗来说，肾虚、胃气虚弱、湿热不清、寒邪入内等都会导致。而且，除了肾虚之外，你可能还合并有更严重的其他疾病，如果只把眼睛盯在肾虚上而忽视了其他疾病，就可能贻误病情。因此体弱并不一定就是肾虚。

肾虚误区三：腰疼就是肾虚

很多中年男人一感觉自己腰疼就诚惶诚恐，认为自己是肾虚了。其实，腰疼不一定肾虚，腰疼的原因可以分很多种，如果是腰中间疼痛，则可能是脊椎间盘病变。如果是两侧疼，也有可能是腰部肌肉劳损或腰肌纤维炎等。特别需要注意的是，中医的肾与西医的肾是不能画等号的，肾虚不一定是肾炎，而肾炎一般有肾虚的情况存在。

肾虚误区四：肾病都是由肾虚所致

很多男人一听说自己得了肾虚，就如临大敌，以为自己得了大病。其实这种担心是没有必要的，中医的肾虚与西医的肾病完全是两个不同的概念。肾虚并不等于肾病。中医认为，引起肾病的原因有许多，如风邪外袭，肺气不宣，水道不调，风遏水阻而引发水肿；或水湿内阻，脾不健运，水湿不得下行，泛于肌肤而成水肿；也可因劳倦太过，脾气亏虚，水失运化而导致水肿。

中医所说的“肾虚”是一个内涵宽泛的概念，它包括泌尿系统、生殖系统、内分泌代谢系统、神经精神系统及消化、血液、呼吸等诸多系统的相关疾病。所以，中医所说的肾虚，症状表现有很多，男性朋友可对照自查：

肾虚症状一：畏寒肢冷

“畏寒”指有怕冷而且怕风吹的感觉，“肢冷”指四肢手足冰冷，甚至冷至肘、膝关节。“畏寒肢冷”往往伴随腰膝酸痛、神疲倦卧、少气懒言、口淡不渴等肾虚病症。

肾虚症状二：腰痛

男人腰痛的根本原因也在于肾虚，具体可分为内伤和劳损。内伤肾虚一般指先天不足、久病体虚或疲劳过度所致，轻者难以弯腰或直立，重者出现足跟疼痛、腰部乏力等症；劳损肾虚指体力负担过重，或长期从事同一固定姿势的工作(如使用电脑、开车等)，久之会损伤肾气，导致肾精不足。

肾虚症状三：头晕无力、失眠多梦

肾作为人体重要的脏器之一，滋养和温煦着其他脏腑，若其他器官久病不愈，就容易伤及肾脏。许多慢性病，如慢性肝炎、冠心病、支气管哮喘、高血压等病人，往往伴随有肾虚症状。

肾虚症状四：哮喘

肾脏有“纳气”的功能，因肾虚不能纳气，就会引起喘息气短、呼多吸少，感到难以畅快呼吸，严重时还可能出现喘息加重、冒冷汗等症状。

肾虚症状五：便秘

便秘的男人常因排便困难出现肛裂、痔疮等症，影响工作、生活，苦不堪言。虽然大便秘结属于大肠的传导功能失常，但其根源是肾虚，因为肾开窍于二阴，主二便，大便的传导须通过肾气的激发和滋养才能正常发挥作用。

肾虚症状六：尿频

一般男人夜尿次数在2次以上，或尿量超过全日的1/4，严重者夜尿一小时一次，尿量接近或超过白天尿量，出现这样的情况就属于“夜间多尿”。白天小便正常，夜间尿多，是本症的特点，多因肾气虚弱所造成。

肾虚症状七：头晕耳鸣

很多男人都有过头晕的感觉，那种眼睛发花、天旋地转、恶心呕吐的滋味并不好受，而且头晕患者常伴有耳鸣，长久下去甚至会导致耳聋。造成头晕耳鸣的原因多与肝肾有关，中医上讲“肾藏精生髓，髓聚而为脑”，所以肾虚可导致髓海不足，脑失所养，出现头晕、耳鸣。

除了上面提到的七大症状，还有一个更简便的测试能测出自己是否肾虚，请对照自己情况看是否有这些症状或现象：

（1）将少许尿液倒入一杯清水中，如果水质仍很清澈，表示身体健康；如果变得混浊或有油质浮于水面，绝大多数是肾虚。

（2）在正常饮水情况下，夜尿在3次以上。

（3）小便无力，滴滴答答，淋漓不尽。

（4）早晨起床，眼睛浮肿。

（5）不提重物，走到三楼就两腿无力。

（6）坐在椅子上看电视，超过两个小时就感到腰酸。

（7）在厨房做饭，站立时间超过一个小时，就感到两腿发软。

（8）总想闭目养神，不愿思考问题，注意力不集中。

（9）洗头时，头发大量脱落。

（10）总感到有困意，却睡不着，好不容易睡着了，又时睡时醒。

若你同时出现以上10种情况中的3种，就很可能是肾虚了。

第六节　忍精是祸不是福

在过性生活时，出于某种原因，有些男人会故意在达到高潮时强忍住不射精，甚至在性高潮时用手捏着阴茎使精液不能射出。这种强忍不射精的做法是有害无益的。

在性爱中，男人的性高潮表现为射精，这是很自然的生理现象。在性爱的过程中，阴茎在反复的摩擦中达到高潮，储存在精囊中的精液便喷射而出，这时男性可以得到酣畅淋漓的快感。所以，一般男人都把射精时的美感作为性生活的目的。

男人强忍不射精的原因一般不出以下几种：

1. 害怕让女方怀孕，体外射精

这种做法的人，多见于体外射精者，在阴道内达到高潮后，害怕让女方怀孕，就要强忍不射精，立刻拔出。

2. 为了延长性交时间

有些男人在过夫妻生活时，为了显示自己的性能力，总是想尽办法不让精液射出来，以延长夫妻性生活时间。

3. 担心丢精影响健康

在传统观念中“一滴精、十滴血”，认为射精会大伤元气。所以有些人就存在这样的观念，认为射精过多会引起肾虚，有损寿命，就尽量忍住不射精，以为这样可以健康长寿。其实，精液不过是人体的一种分泌物，即使不通过射精排出，也必然会通过遗精或随着尿液排出，那种认为精液是人体精华的说法是不科学的。

射精是性反应中的一个自然过程，如果人为加以干扰或控制，容易导致性功能紊乱，诱发性功能障碍。强忍不射精对男人危害极大，主要体现在以下几个方面：

1. 忍精易导致痔疮

若经常忍精不射，臀部肌肉群持续收缩，会影响肛门静脉丛的血液循环，造成静脉曲张、淤血，形成痔疮。

2. 勃起功能障碍

在接近高潮时，男人欲射精又强忍住不射，就会因盆腔的过分充血而加重神经系统和性器官的负担，造成“过度疲劳”现象。久而久之，就会使男性性欲低下，不仅不利于男人性能力的发挥，还容易诱发勃起功能障碍。

3. 诱发无菌性前列腺炎

男人在正常射精后，性器官充分分泌体液并逐渐疲劳，短时间内阴茎的血流状态恢复正常。若忍精不射，就会导致阴茎、前列腺等性器官持续充血，容易导致无菌性前列腺炎，表现为尿液浑浊、尿滴沥、会阴处不适及腰酸背痛等症状。

4. 导致不育

性高潮时，男人的输精管、精囊、前列腺和尿道肌肉发生节律性收缩，射精是必然产生的现象。如果强行用手捏住阴茎使精液不能排除，精液就会被迫向后冲破膀胱入口的限制，进入膀胱，形成“逆行射精”，长期如此可形成条件反射，使逆行射精成为习惯，造成不育。

5. 频繁遗精

突然中断性交，强忍不射精，易使身体内过剩的精液无处可泄。此时，除了少量精液被自身吸收外，大部分精液只能通过遗精的方式排出体外。再加上性交并未达到射精而结束，性欲并没有完全释放，性器官仍然会长时间处于勃起充血状态，这样睡梦中就容易出现性梦，发生频繁的遗精。

总之，忍精不射对于男人健康有百害而无一利。如果因为忍精不射而出现了上述问题，就应该及时咨询泌尿科医生，在医生的指导下进行治疗。

与忍精正相反的状况是纵欲过度，这种情况多发生在年轻男人身上。和谐的性生活固然会给男人带来心旷神怡舒适酣畅的感觉，但有的年轻男人，特别是有新恋人或新婚的男人，却对性生活不加节制，恣意放纵，不但每晚都要进行性生活，甚至中午、清晨还要重复性交，这就是纵欲了。

古语说“纵欲伤身”，那么纵欲过度的主要表现是什么呢？概括起来，有以下几个方面：

精神委靡不振、腰酸背痛、四肢无力，久之，可引起神经衰弱，并出现早泄、阳痿等性功能障碍的表现。另外，纵欲过度的男人，思想上总是沉醉于性爱的幻想中，严重影响工作和学习。最后，由于频繁的性生活将给性伴侣增加很多精神和体力上的消耗，时间久了，会引起她情绪上的疲倦，甚至产生性厌恶和性冷淡。

性交是人类的动物本能体现，但人类和动物毕竟是不同的。性生活是男人生活中很美好的一部分内容，但不是全部，更不应因为性生活影响其他工作和生活。

每个人对性刺激的承受能力和欲望不同，但衡量你是否纵欲过度的客观标准是，第二天早上是否精神饱满、身心愉快。如果在性生活后第二日或几日之内，出现以下情况，又查不出其他原因，就可认为是过度了，就应当对性生活有所节制了。严重者甚至应当暂停一段性生活。但是，你也不必太过担心，一般的性生活过度，只要暂时停止一段时间的性生活，注意休息，加强营养，对健康并无大碍。

（1）精神倦怠，委靡不振，无精打采，工作容易感到疲乏，学习精力不集中，昏昏欲睡。

（2） 全身无力，腰酸腿软，懒得动，头重脚轻，头昏目眩，两眼冒金星。

（3）面色苍白、两眼无神、神态憔悴，形体消瘦。

（4）心慌气短，时出虚汗，失眠多梦，不易入睡。

（5）食欲减退，不思饮食，胃纳欠佳，并有轻度恶心感。

第七节　科学理性看待性欲低下

许多中年男人会突然感到自己的性欲减弱或消失，并为此陷入深深的苦恼中。事实上，中年男人出现性欲减退是很正常的，应该给予正确的认识。如果这种情况处理不好，就会造成恶性循环，贻害无穷。

人到中年，随着身体机能和生活压力的变化，许多新的困惑也来到了男人身边。而这其中，最让男人担心的恐怕就是性欲和性能力的下降了。不管是性欲还是性能力，它们的衰退总是让绝大多数男人沮丧万分，甚至从此变得没有自信。其实，性能力的起伏是男性正常的生理反应，所谓的性欲低下也大多是有原因，大可不必过分担心，最重要的是要及时纠正自己的性观念，以积极的心态看待性欲低下这一男性正常的生理现象。

男人的性欲望和性能力不可能一成不变。尤其是走进中年的男性与年轻的时候相比，性欲望的波动一定更加明显，即使是在性能力最好的时期，也可能会存在一定的波动，所以男性在面对自己的性欲衰退时，要注意区别，以免因为心理目标过高而产生失落感和得出错误的结论，并导致巨大的精神打击。

进入中年的林某有一个幸福的家庭，妻子是教育工作者，孩子上了大学，自己在事业上也小有成就，同事、亲戚都很羡慕他。

最近一段时间，大家感到他好像变了一个人似的，没有了以往的幸福微笑。在家里，他大量吸烟，经常一个人把自己关进卧室，不与妻子交流，不敢正视妻子的目光，好像罪人一样。妻子关心他，他心不在焉。晚上睡觉时，妻子提出与他亲热，他恐惧地说心情不好，竟然抱着被子到客厅里单独睡觉。早上起来，脸色很难看，没有一点儿表情。饭也吃不好，经常感到憋气，人显得很憔悴。以前，每天晚饭后夫妻总要到小区里散步，现在无论妻子怎么拽他，他都无动于衷，就是坐在沙发上看电视。妻子问他为什么， 他说不想见邻居们。以前他很喜欢开玩笑，现在根本没有话了，上班时间经常把办公室的门锁起来，歪靠在沙发上。有的同事来找他，他生冷的表情，把同事搞得不知所措，只好敬而远之。

原来，林某是一个事业心极强的男人，人到中年，在工作和生活中都承受了极大的压力，导致最近开始出现了阳痿、早泄等毛病。林某渐渐感觉自己性高潮的时间变短了，性爱的要求减弱了，对妻子也渐渐失去了“性”趣，以为自己得了什么“怪病”。碍于面子，他不感到正规医院去看医生，只好硬着头皮进了电线杆上小广告介绍的地下诊所。江湖医生忽悠他得了“性病”，需要使用昂贵的药物才能治好，林某把私房钱拿出来治疗仍然不见好转。他感觉自己被耍弄了，又急又气，怒火攻心。为此他感到自己没有脸面见人了，妻子肯定会责骂他，单位的同事也会鄙视自己，自尊心受到了强烈的打击。

林某不了解，压力和年龄都能导致男人性欲减退的事实，而自以为得了见不得人的“性病”，没有到正规医院进行咨询治疗，不仅耽误了恢复性健康的机会，也将自己推入了性恐惧的深渊，导致生活受到了极大的影响。

人性欲的强弱主要受血液中的激素水平和身体状况影响，但性欲减弱主要是恐惧心理在作怪，大多数情况下并非由疾病引起。专家通过调查后认为，一个人原本具有相当水平的性欲，足以满足自身及伴侣的需要，但如果发现性欲明显减退，就会因此而感到恐惧，似乎自己的性生活就要宣告结束，这种恐惧会阻断他尚存的性感受。几乎所有男人到40～50岁，都会出现性欲减退的情况，只是有些人不太在意，而有些人却过分紧张。其实人的性欲是一种本能，它一般是不会完全消失的。但却很容易受情绪影响，重要的是去除抑制因素，使性欲能尽可能长久地延续。

一般来说，一个人的性欲消失或减退的发生率是不确定的。无论男女，在性交之后都有一段正常的性欲消退期。此外，当性欲被更紧迫的考虑因素所取代时，也会受到抑制。因此，当中年男人感到自己的性欲突然消失或减退时，应考虑是否受情绪或外界因素影响。 如果性欲减退是受情绪影响所致，那么最好的办法就是解除各种不良情绪因素。

（1）消除顾虑

性欲减退是中年男人的正常生理现象，但减退并非意味着性欲会完全消失，暂时消失也不等于永久消失。只要能正确认识和理解这种生理变化，做好心理调节，那么通过咨询和治疗是完全能够恢复和维持充分的性兴趣，使性关系和好如初的。

（2）倾诉自己的内心感受

在接受治疗的时候，可以在医生面前自由地表达自己心中的畏惧、愤怒、焦虑以及其他令人不快的情绪，这将有助于清理自己头脑中的混乱和干扰，是减弱消极影响的关键一步。

（3）消除压力

集中精力提高自己的乐趣，寻找并消除性欲低下的因素，而且不仅要摆脱自己的消极情绪，还要帮助妻子一起跨越这道心理障碍，让妻子也能认识到问题的性质和可能的原因，使她不再向自己再施加压力，多给予自己同情、支持和体贴。而不是猜疑和指责，从而加深与对方的沟通。

（4）给性生活添加新色彩

其实，任何一成不变的东西，久了都会让人生厌。性生活尤其经不起雷同，特别需要一些变化。如时间可以变化，地点可以变化，姿势可以变化，助兴的媒介物可以变化，有时准备一些小“道具”，新鲜的感觉才能带来刺激。性生活绝不是仅仅把两个身体凑合在一起而已。

（5）放弃汽车，尽量步行

因为紧张和工作繁忙，越来越多的男人们变成了“靠车一族”，或自己开车，或打车，或坐公交，有时短短的半站路也不愿步行前往。而在一项医学研究中发现，那些勤于步行的男人，其勃起障碍的发生概率，只是惯于久坐的男人的一半。能步行的尽量步行，若实在没时间，经常爬楼梯也是不错的选择。

除此之外，阅读或者观看一些具有直接性描写的书刊和影视作品来调动和唤醒浪漫的情调与幻想，也是一种克服性欲消退的不错的手段。而且这种手段是不会造成挫折感等负效应，对缓解性欲减退是大有帮助的。

第八节　男人增强性能力的妙招

一提到增强男人性功能，人们常常想到的是药物或食补。其实，一些健康的日常生活方式和日常运动是增强男性性功能最方便和最有效的办法。

说到增强性能力，很多男人的第一反应就是药补。因此，在本节开始，先来关注下男人的“药补”。面对药店、保健品店琳琅满目的助“性”药品，面对花花绿绿的宣传招贴和天花乱坠的广告文案，男人们又该如何选择，如何避开药补中的陷阱呢？

“春药”其实古代被称为“淫药”，中国古代房中术一直有这部分内容，泛指能激发和增强性欲的药物。这些药方分为内服和外用，内服的有食物和药物，多为滋补强壮之品；外用的有药液外洗阴部等。春药多数含有一定程度刺激性敏感的药物，一般在性兴奋后自行消除。

我国中药中，温肾壮阳类药物多半具有助欲功能，常见的植物和矿物类药如附子、肉桂、淫羊藿、阳起石等；动物类药有牛鞭、狗鞭、驴肾之类，以及鹿茸、晚蚕蛾、九香虫、海马等。在现代，有类似春药的药物，如“性药”或“催欲药”。这类东西基本都是化学合成药，大都含有性激素，如丙酸睾酮、甲基睾丸素、苯丙酸诺龙、绒毛膜促性腺激素等，具有强烈而快速的催情作用。

性功能障碍者服用助“性”药物，有助于消除心理上的焦虑和恐惧，但一定要针对器质性疾病的病因对症下药，才是“再振雄风”的根本。而对于健康的男人来说，服用春药要慎之又慎。古人早有言“纵欲催人老”，“房劳促短命”。如果服用春药者不善节制，恣情纵欲，甚至依赖春药过性生活，那么会使机体遭受难以恢复的损害；重者可引起睾丸萎缩，脑垂体分泌激素失调，造成不可逆的不良后果。

对于滥服春药者，有资料显示还可导致以下几类危害。

1. 虚损性疾病

春药的直接效应是激发性欲，导致性交过度，损耗身体。而性味燥烈的药物与过度性交造成精气大伤，是促成虚劳早衰，直至死亡的原因。

2. 外科疮疡类疾病

疮疡类疾病的发生，也可以是由于春药过量而致热聚为毒积聚体内，向外发泄，攻击体表所致。

3. 生殖器官功能减退

春药的功能是暂时性的，促成的快感不仅提高了性器官的兴奋度，而且使性器官始终陷于一种不能及时恢复的疲劳状态，最终酿成更严重的衰退。

随着年龄的增长，男人阴茎勃起的硬度和长度肯定会逐渐减退，但这不该成为影响夫妻性生活的主要因素。对于多数夫妻来说，男人阴茎勃起的硬度只要维持在年轻时的60%～70%就能够满足性生活的需求。此外，这种“让人不愉快”的变化，还可能延长夫妻同房的时间，改善性生活的质量。敏锐的夫妻是能够体会到其中的奥妙的。

婚后，随着两人在一起时间的累积，夫妻的性生活肯定不像刚结婚时那么热情而频繁，性生活的次数必然要进行适当的调整，所以男性不要总是暗自与年轻时的性交频率相比较，不要在性生活数量上“斤斤计较”，而应该更看重性生活的质量。只要双方能够同时获得身心上的满足，哪怕性交的次数减少，也同样可以感受到情感和身体上的巨大愉悦。

男人的性兴奋节奏和速度都会因生活的变化而变化。如果节奏和速度减慢的话，达到高潮的时间也会延长。这些变化表面上看是性能力的降低，但是实际上却能使男人与妻子的性兴奋过程更加接近，容易使夫妻双方的性感受同步化。而且这种富有情感的缓慢动作对妻子也更加有诱惑力，也更加容易点燃妻子的热情，让妻子感受到愉悦后的巨大快乐。

此外，生活中适当注意一些细节，也能够维护性能力。想提高性能力的男人不妨看看下面几条建议：

1. 冷热交替洗澡可提高性欲

用冷热水交替浴或对阴茎和腹股沟淋浴，能达到提高性欲的效果。具体方法是：先在浴缸内用温水浸泡身体，待身体充分温热后出来，用冷水冲洗阴部3分钟左右，待阴茎、阴囊收缩后再重新进入装有温水的浴缸中浸泡。如此反复3～5次，每天坚持做，可以使中年以后的男性精力充沛、性功能增强、疲劳感减轻。如果不在浴缸内浸泡，直接使用冷热水交替进行淋浴，也能达到相同的效果。

要注意的是，在淋浴时最好用莲蓬头将温水淋至阴茎根部周围，这样能帮助减轻睾丸和阴茎的疲劳感。因为阴茎的勃起会使支持它的韧带和神经感到疲劳，勃起时间越长疲劳感越严重。而用温水刺激阴茎根部，可以使血液循环加快，对局部穴位产生集中加热的刺激效果。在使用淋浴时，如果水压强一些效果会更好。此外，腹股沟也是需要刺激的部位，因为它是向睾睾丸输送血液和神经出入的“交通要道”，淋浴时适当地用温水刺激它能改善血液循环。

最后，淋浴时一定要注意水温不要过高，因为正常的睾丸温度是低于体温的，水温只有不超过睾丸温度，才更利于它的生精功能。

2. 打高尔夫能助“性”

多数男人想不到吧？被视为“贵族运动”的高尔夫除了能让人与大自然亲密接触外，还对提高男人的性能力有着不小的作用呢。

与其他的运动一样，打高尔夫时人体也会释放出一种令人心情振奋的内啡肽物质。这种物质能使人产生愉悦、兴奋感，对增加性欲大有帮助。

在性爱的过程中，男人的腰、背以及手臂都扮演着重要的角色，是主要着力点。而打高尔夫恰恰就是锻炼这几个部位的肌肉，腰腹部的锻炼则更容易增加包括性器官在内骨盆部位的血流量。另外，打高尔夫时挥杆的动作有助于身体的伸展。同时，打高尔夫还与散步紧密结合在一起：在一个18洞的球场里，走路的距离会达到6～8公里，能让人体得到充分的锻炼。而且，美丽的球场环境也会使人心情舒畅，活力大增。

3. 锻炼性爱肌

通过加强性爱肌的锻炼，可以提高男人的性功能，从而享受到更高质量的性爱。

（1）凯格尔锻炼法

凯格尔锻炼法是由美国妇科医生凯格尔倡导的一种女性改善性机能的方法。但现代医学研究表明，这种锻炼法同样适用于男人，尤其适合久坐的办公族男人。长期久坐，盆骨底部肌肉因为得不到锻炼，会变得异常松弛，这样很容易影响男性性功能健康。凯格尔锻炼法，类似于俗称的“提肛运动”，通过这一运动，男人可以增强骨盆底部肌肉和前列腺的血液循环，使局部静脉血液循环得到改善，减轻静脉淤积和曲张。而提肛运动本身，还可以对前列腺炎起到按摩的效果，不仅可在短期内提高性能力，防治阳痿早泄，还能推迟因为年龄增长而带来的性功能障碍，对防治痔疮也有很好的效果。

此锻炼法不受时空限制，无论是开车、端坐还是躺在沙发上，都可以进行。方法简单，先做收缩肛门的动作，每次保持1秒钟，收缩和放松交替进行。开始时，每天做两组，每组20次；然后逐渐增加到每天两组，每组75次。锻炼时要求身体放松，保持自然状态，不借助任何外力。

（2）罗伯茨性爱锻炼法

此方法由美国健身专家凯丽·罗伯茨发明，每个动作都能锻炼性爱肌。按照这种方法练习，会感到身体舒适和精神愉悦。此方法为双人协作训练法，比较适合与伴侣一起完成。具体锻炼方法如下：

① 拉锯摆臀

动作：两个人面对面坐下，双腿尽可能分开，双脚相对；平行拉住对方的手，保持上身直立；一个人向后倾斜身体，拉住对方大幅度前倾，保持动作5秒钟；然后换另外一个人。重复动作10次。

效果：锻炼臀部和大腿的柔韧性。

② 拱形举臀

动作：一人两脚分开自然站立，另一人仰面躺下，膝盖弯曲双脚着地，双手抓住前者脚踝；然后，慢慢将臀部抬离地面，保持姿势10秒钟，再慢慢将臀部放回，如此重复20次，然后两人交换。

效果：锻炼腹肌，提高背部肌肉的柔韧性和盆骨的灵活性。

③ 俯卧加纵跳。

动作：摆出俯卧撑动作，保持支撑姿态20秒，尽可能收缩腹部肌肉；再起身纵跳，保持身体直立。每个动作重复10次以上。

效果：提升脚部和腿部的力量。

④ 手脚抬举。

动作：跪在地上，双手分开撑地，与肩同宽。抬起右手，手臂伸直，保持与肩部平行；同时抬起左腿，也与身体保持平行。手臂和腿尽量向两侧伸展，交换相反侧的手臂。重复以上动作，每侧10次。

效果：锻炼背部肌肉，提高臀部肌肉灵活性即平衡力。

第七章

“男性亚健康”是男人一生的痛

亚健康是近年来越来越受关注的健康问题。它不但是个体健康问题，而且逐渐成为一个重要的社会问题。具体到男人来说，亚健康在男性中有特定的表现方式和特点。男性亚健康主要表现为三个方面，即生理性亚健康，心理性亚健康和社会适应能力性亚健康。在当下竞争激烈的社会中，许多人为了追求高工资，买房买车，为了晋升高的职位，拼命地工作，使自己背负太大的心理和身体压力。而无休止的加班熬夜，无法摆脱的压力负担，这些都在一点一滴地侵蚀着人们的健康，形成了“亚健康体质”。

第一节　警惕男性亚健康

如果问身边的男人，他们最想说的一个字是什么？想必一定是：累！紧张的工作节奏、沉重的心理压力、不良的生活方式都让男性陷入亚健康不能自拔。亚健康虽然被看做是小毛病，但却足以压倒一个大男人。

亚健康是指人体处于健康和疾病之间的一种状态。处于亚健康状态者，不能达到健康的标准，表现为一定时间内的活力降低、功能和适应能力减退的症状，但不符合现代医学有关疾病的临床或亚临床诊断标准。亚健康主要症状及其特征如下表现：

1. 显现衰老

衰老就是机体组织器官的形态结构和生理功能方面出现了一系列慢性、进行性和退化性的变化，导致生物体适应能力和储备能力日趋下降，这一变化过程的不断发展就是衰老。亚健康和生理性衰老两者之间的状态基本一致，均在生理和代谢过程中有功能低下的特点，因而人的生理性衰老也就是亚健康状态。人们应该采取相应的措施，如努力清除体内自由基，提高自身免疫能力，调节正常的激素分泌，延缓脑细胞的退化，合理科学地控制饮食和体重等，让人的衰老进程慢一些，那就是让人走出亚健康。

2. 极易疲劳

躯体亚健康的表现很多，最重要的是疲劳。亚健康状态的躯体疲劳会令人感到乏力和困倦，而且这种感觉在短时间内不能消除，整个人整天有一种睡不醒、提不起精神、浑身没有一点力气的感觉。另外还有一个特点，就是常常感到疲劳，但又说不出具体的部位，总感到浑身不舒服、不舒展，总想找到一些毛病，但又都不像。这种疲劳是一种说不清楚的疲劳，也就是亚健康的最具体的表现。疲劳不应局限在体力方面，还应包括脑力疲劳、精神疲劳和病理疲劳等几个方面。

心理疲劳就是由于心理因素和精神因素而引起的疲劳，表现主要有焦虑现象、类似歇斯底里现象、强迫现象、抑郁现象、幻觉现象和恐怖现象，以上这些现象无论哪一种，如果不及时进行心理调节和心理疏导，特别严重的如果不采取心理治疗，就极有可能从亚健康走向心理疾病。焦虑现象也是一种普遍的心理障碍，一般较轻时称为心理亚健康，严重的话就是得了焦虑性神经症了。

3. 经常性失眠

亚健康的成因十分复杂，有生理的、心理的、精神的等各方面的因素，但是生活无规律、长期睡眠不足、免疫能力下降、长期处于慢性疲劳状态，是引发亚健康的主要原因。其中长期睡眠不足、经常处于失眠状态，则是亚健康的最主要标志和症状。人长期失眠，会使免疫防护能力受损，病菌、细菌就会乘虚而入。因而，失眠会使人的免疫能力下降，从而陷入亚健康状态。

4. 头痛

头痛是极其普遍的一种症状，除了少数因疾病引起的头痛外，大多数头痛只是一种症状，并无什么特异性，往往去医院就诊却检查不出实质性的疾病，一般只要好好休息一下，头痛的症状就会消失，其中尤以亚健康状态的人群中患这类查找不出原因头痛的患者最多。当过度疲劳和情绪过度紧张不安时，常会在额头、太阳穴或顶枕部出现持续性的钝痛、重压和紧箍感。这类头痛均与疾病无关，是亚健康状态的一个重要标志。这类没有疾病背景的头痛，如果疲劳减轻了，压力减少了，头痛症状也会随之消失。

5. 视力突变

视力模糊，头胀头疼：平时视力正常，突感视力下降（非眼镜度数不适），且伴有目胀、头疼，此时千万不可大意，应及时到医院检查是否有颅内占位性病变。

6. 肥胖

肥胖作为亚健康的典型表现，已成为男人生命健康的最大威胁。肥胖是介于健康与疾病之间的第三状态，肥胖是作为一种症状存在着的，是许多严重疾病的先兆，比如肥胖容易引发高血压和高血脂，肥胖会引发糖尿病，肥胖者最容易导致心脑血管疾病，特别是心脏病的发生，肥胖还会增加癌症的发病率。肥胖的危害之多，是其他亚健康症状无法相比的。抑制肥胖的发生，那么就意味着铲除了一些严重疾病生成的亚健康温床，人的健康也有一份保障。

7.便秘

便秘指的是排便不顺利。食物从摄入到残渣的排出，一般应在24小时内完成。因为排便不畅，这些残渣会堆积在肠道里，将肠道变成垃圾堆放场，任凭这些残渣发酵、变质、散发出可怕的毒素。这些毒素又被肠壁吸收，进入血液循环被输送到人身体的各个部位，将导致人的心血管系统、呼吸系统、消化系统及内分泌系统的失调，带来一系列的亚健康症状。便秘的可怕之处还在于，它会导致肠道、肛肠病变甚至癌变。因此绝不能轻视便秘的危害。

8.心结重重

心理亚健康除了没有一定的理化标准之外，它的症状也很难从外表流露出来。往往到了十分严重的程度时，它的症状已积重难返，甚至有的还会演变成自杀倾向。心理亚健康可分成11种症状，一是紧张，二是多疑，三是自卑，四是嫉妒，五是敏感，六是忧郁，七是骄傲，八是恐惧，九是残酷，十是压抑，十一是不良嗜好。这些心理亚健康的表现，如不能及时疏解，均有可能形成严重的心理障碍。因此，了解心理亚健康，研究心理亚健康，目的就是走出亚健康。

9.脂肪肝

脂肪肝是脂肪代谢异常的产物，它与营养过度、用药过量、内分泌障碍、缺氧、感染等多种致病因素有关，所以脂肪肝只是肝脏的一种病理现象，是多种致病原因的集中表现。脂肪肝不是独立的疾病，而是男人进入亚健康状态时来自肝脏的预警信号。脂肪肝常常伴随着血脂增高、糖尿病等其他疾病。如果脂肪在肝内不断堆积，就会影响肝功能及加重肝脏的负担，最后导致肝硬化。轻度脂肪肝是没有任何症状的，一旦进入中、重度就有可能出现亚健康的表现，如食欲不振、恶心、腹胀、腹泻、肝区隐痛、右肩背部酸痛发胀、极易疲劳等。

10.骨质疏松

骨质疏松，指的是人体中骨量的流失，发生的原因主要有：因年龄增长导致骨的新生明显低于骨的减少；激素失去了平衡；由于偏食等营养的因素导致钙、磷等物质的摄入减少；缺乏运动；烟酒影响；过多食用肉制品使体液呈酸性，导致钙质流失，造成骨质疏松。骨质疏松属于亚健康的范围，是因为它尚未进入疾病的范围，一般稍事休息，一些症状就会消失。但是骨质疏松毕竟与骨质疏松症仅一步之遥，当骨质疏松发展到一定程度时，那么就是骨质疏松症了。

11. 皮肤状况差

皮肤作为人体中的一大器官，同人的其他器官一样，不仅有生命，而且一样会疲劳。皮肤疲劳的症状，主要表现在新陈代谢明显减慢，皮肤的血液微循环明显缺乏活力，结果导致眼眶周围出现皱纹，面颊上出现色素沉着，皮肤显得灰暗，没有光泽，出现亚健康状态。消除皮肤疲劳最好的办法，是让皮肤休息。此外，用清水洗脸，用温和无碱性的洗面奶清洁皮肤，及时为皮肤补充水分，也是消除皮肤疲劳、恢复皮肤健康的好办法。

12. 排尿困难

排尿是人的正常生理反应，然而却有不少人出现排尿异常，如尿频、尿急、尿痛、尿潴留、尿失禁、尿流中断等，有时还会伴有疼痛、血尿、少尿及尿道分泌物等。排尿异常的引发因素中，亚健康的问题往往特别容易被人们所忽视，如人过度疲劳后，就会出现尿频；人如果过度纵欲，也会出现排尿困难。又如人在极度恐惧和焦虑时，会出现尿失禁或尿潴留。

13. 胸闷胸痛

绝大部分胸闷都不是心脏病所引起的，如有人遇上不愉快的事情会胸闷；有的人同别人发生争执会胸闷；有的人在空气不流通的环境中会胸闷；也有的人特别疲劳时也会出现胸闷，而这种现象更多体现在男人身上。以上所述胸闷，基本上是亚健康的症状。有人常常无缘无故地叹气，似乎唯有深深地叹上一口气，才能使自己胸口的重压减缓点。这部分人除了胸闷之外，还时常会伴有气短、头晕、失眠、疲倦、易出汗、情绪容易波动等症状。经检查，心脏没有任何器质性的病变，这种胸闷和胸痛是心脏神经官能症引起的，是典型的亚健康状态。

14. 食欲不良

常有人抱怨自己“没有胃口”、“吃不下饭”、“没有食欲”。其实，这种现象也是亚健康的一个症状。因为食欲差与疲劳等亚健康症状互为一体。一般出现疲劳症状的人，往往食欲均很差。反过来说，胃口长期不好、吃不下饭的人，自然容易产生疲劳。食欲差与人的情绪密不可分，由于激烈的竞争和快节奏的工作，男人面临的压力越来越大，于是诸如失眠、焦虑、抑郁、情绪紧张等亚健康的状态接踵而来。在这种情况下用餐，消化液的分泌就会受到压抑，影响食物的消化和吸收，导致胃肠蠕动功能失调，不仅会影响食欲，长久下去还会诱发胃肠疾病。

15. 更年期综合征

在前面的章节中我们说过，更年期并不是女性的专利，男人也存在这样一个特殊时期。男人在这个时期也会出现一系列的生理和心理方面的反应，一会儿出现了失眠、心悸，一会儿又出现了记忆力减退、烦燥不安、焦虑、抑郁、全身疲劳等症状。很多男人的更年期有症状表现，一些心理和生理改变未超出正常的范畴，就属于亚健康的状态。

16. 性功能减退

从男人的生理方面讲，人老了之后各种器官及其功能都会有所减退，其中也包括性器官。但是，有的人这种减退来得晚，而有的人却早早就出现了。如男人的阳痿、早泄、性功能障碍等都是典型的性功能减退，属于亚健康状态。

综上所述，亚健康的症状多种多样，又不固定，它是人体处于健康和疾病之间的过渡阶段，在身体上、心理上没有疾病表现，但主观上却有许多不适的症状和心理体验。我们说任何疾病均有一个漫长的形成过程，这个过程就是亚健康状态。如果男人能正视亚健康，并用科学的行动努力去克服它，就能尽早摆脱亚健康状态。

看一个人是否处于亚健康状态？对照下面的这些症状，测一测自己是不是处于亚健康状态。如果累积总分超过50分，就需要坐下来，好好地反思自己的生活状态了；如果累计总分超过80分，那就赶紧去医院找医生，调整自己的心理，或是申请休假，好好地休息一段时间把。

（1）早上起床时，常有较多的头发掉落。5分

（2）感到情绪有些抑郁，会对着窗外发呆。3分

（3）昨天想好的事，今天怎么也记不起来了，而且近些天来，经常出现这种情况。10分

（4）害怕走进办公室，觉得工作令人厌倦。5分

（5）不想面对同事和上司，有自闭症趋势。5分

（6）工作效率下降，上司已对你不满。5分

（7）工作一小时后，身体倦怠，胸闷气短。10分

（8）工作情绪始终无法高涨。最令人不解的是无名的火气很大，但又没有精力发作。5分

（9）一日三餐，进餐甚少，排除天气因素，即使口味非常适合自己的菜，近来也经常味同嚼蜡。5分

（10）盼望早早地逃离办公室，为的是能够回家，躺在床上休息片刻。5分

（11）对城市的污染、噪声非常敏感，比常人更渴望清幽、宁静的山水，休息身心。5分

（12）不再像以前那样热衷于朋友的聚会，有种强打精神、勉强应酬的感觉。2分

（13）晚上经常睡不着觉，即使睡着了，又老是在做梦的状态中，睡眠质量很糟糕。10分

（14）体重有明显的下降趋势，早上起来，发现眼眶深陷，下巴突出。10分

（15）感觉免疫力在下降，春、秋季流感一来，自己首当其冲，难逃“流”运。5分

（16）性能力明显下降。10分

第二节 男性亚健康的表现与特点

男人亚健康主要表现在三个方面，即生理性亚健康、心理性亚健康和社会适应能力性亚健康。

男人亚健康主要是指男性的机体虽然没有明确的性功能障碍及前阴、性腺功能障碍，却呈现出性活力降低，性生理功能减退，性心理疲劳，是介于男性健康与性功能障碍之间的一种状况。主要表现在三个方面，即生理性亚健康，心理性亚健康和社会适应能力性亚健康。

据世界卫生组织调查，全球约有35%的人处于非健康状态。而这个亚健康人群中，中年男人所占的比例高达75%。职业男性亚健康状态所占比例更高，七成以上

存在记忆力差、健忘、精力不够集中等情况；八成左右存在机体免疫力下降；近九成存在睡眠障碍……尤其是40岁左右的职业男性，肥胖、超重、脂肪肝、前列腺疾病、性功能障碍、性传播疾病等，发病数字快速增加。

对不幸陷入亚健康的男人来说，首先是影响现实生活中人类生存质量和工作质量。随着健康低质状态的延伸发展，一则会加速人体的衰老进程，二则过早发生器质性病变。如中年男性的高血压、脑血栓、冠心病发病率增高。所以，35～55岁年龄段的男性，更应高度重视亚健康状态对人体现实与潜在的危害，以便早日脱离亚健康的危机。

男性的亚健康状态，根据表现程度与持续时间的差异，危害性也不同。但相较于女性而言，男性亚健康状态有统一的特点：

1. 代谢综合征

一项统计显示：高脂血症、高血压病、糖尿病、痛风病，称为代谢综合征，是危害男性健康的头号敌人。很多患者由于体重超重或肥胖、吸烟酗酒、长期食用高热量食物、习惯静坐、体力活动少、精神紧张或超负荷工作等引起代谢综合征。检查发现，许多伏案工作、交际应酬频繁、工作紧张活动少的男人，患此病的比较多。

2. 前列腺疾病

前列腺疾病是男性生殖泌尿系统的常见病，发病率最高的是前列腺增生和前列腺炎。随着男人年龄的增大，均有前列腺增大的倾向，40岁以后即可发病。50～60岁高达50%、60～70岁高达80%的男人有前列腺增生。前列腺增生的常见病因与性激素代谢异常及炎症、生活环境、饮食习惯、精神状态有关。另外，前列腺炎症、过度疲劳、生活不规律、精神紧张、喜食辛辣刺激性食物、性生活过度等也都对前列腺产生不良的影响。

3. 脑梗死、肾结石、胆囊结石、脂肪肝

检查出脑梗死、肾结石、胆囊结石、脂肪肝的男人很多都是由于超重或肥胖、高血脂、吸烟饮酒、无节制饮食等不良的饮食习惯引起的。

男性亚健康大多是不良生活方式惹的祸。

人们身边不乏这样的男性上班族——早晨7点多起床，有时间就匆忙吃两口垃圾早餐，时间来不及就干脆连垃圾早餐都省了。到了公司，一屁股坐到椅子上，就开始在文件和电脑前度过上午的几小时，中餐是一顿工作餐或是宴请客户。下午又在办公桌前坐上几个小时，晚餐大多数时候是一些应酬，推杯换盏之后带几分醉意去歌厅或是酒吧再次坐下，归家时往往已是深夜。他们也越来越习惯于这样，谁也没注意到这样的生活中潜藏着不可忽视的危险。各种慢性非传染性疾病正在侵蚀年轻男士，而这些病大多是由不良的生活方式造成的。吸烟、少动、膳食不平衡、酗酒、生活不规律正是罪魁祸首。

以下介绍4种不良生活方式的特点：

1. 不规律的生活

繁忙的工作以及社交应酬，使得白领男人们很难有固定的回家时间。既然晚归是常事，保证充足的睡眠就是一件不太可能的事了。人体是一架极精密的机器，按生物钟有规律地运行。人为地违反生物钟，无疑又使自己向不健康迈了一大步。

2. 缺少体育锻炼和体力活动

长时间的伏案工作，不是在文件就是在电脑前度过近十个小时，忙碌得甚至连抬一下头的时间都没有。肌肉饥饿是现代人面临的一大危害。按钮式生产、久坐式工作、久卧式生活，易导致骨质疏松和其他疾病。紧张的脑力劳动可使神经体液调节失常，导致脂类代谢紊乱，血胆固醇升高。

3. 吸烟酗酒

烟是许多男人忠实的伙伴，在烟雾里思考，在烟雾里休息和放松，在烟雾里驱赶疲劳。虽然无数媒介都在宣传吸烟有害，但我国的烟民队伍还是不断壮大。大量临床案例表明，吸烟与肺、口腔、咽、食道等癌症有关，于人于己无半点好处。无酒不成宴，尤其是在应酬场合，仿佛喝酒的多少代表着你的诚意，有时甚至意味着你能签下多少单。在愿与不愿之间，一杯杯的酒悄悄侵害着肌体。

4. 不健康饮食方式

不吃早餐或吃得不好、食盐过多、优质蛋白质进食少都会破坏健康。饭店里的饭纵然上档次，却不是理想的营养搭配。酒多了，饭菜就只是象征性，至于在大鱼大肉中找均衡营养，那就更谈不上了。

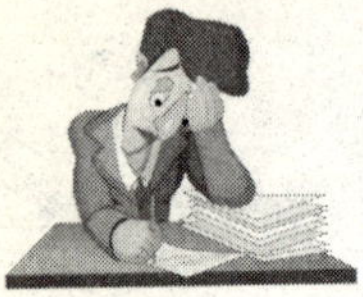

第三节　认识亚健康远离亚健康

1.过劳死与亚健康

“过劳死”一说源自日语，是指工作过度劳累导致死亡以及压力所致的心脏病发作和脑中风。第一例确凿的过劳死可以追溯到1969年，日本一名29岁的男性报纸发行员死于脑中风；之后到了20世纪80年代，日本接连有几位正值壮年的企业高管猝死，之前没有任何疾病征兆，随即引起媒体关注，“过劳死”的说法诞生。人们发现，每天工作超过12小时，一周工作6～7天，年复一年下去难免身心受损。2007年，日本厚生劳动省公布全国过劳死147人，多数死于心脏病发作或脑血管中风，工作过度还导致208人患上重病，819人患上精神心理障碍，其中有176人自杀(包括未遂)。

“过劳死”背后究竟隐藏着怎样的疾病呢？

（1）心脏疾病

（2）脑中风

（3）心理障碍

以上疾病详见前述。

2.性欲减退与亚健康

在传统认知中，男人在性生活中就该处于主动角色。一般男人决不会说自己对性爱没有兴趣，也较少表现出自己在性生活方面的冷漠。但如果和以前相比，感觉自己最近对性事提不起劲，连和伴侣的亲密举动也产生了厌恶，就不得不承认，自己已经成了性冷淡人群中的一分子。

年轻男性的性冷淡多数是由于过度劳累造成的亚健康状态引起的。男人的性欲由神经系统支配，如果神经系统受到干扰和压力，或者处于干活太辛苦、工作压力大、家庭负担过重等状态，就可能发生性欲减退或者暂时性的性功能方面的问题。另外，如果男性亚健康问题没有引起足够的重视一拖再拖，结果会进一步加重病情，严重的可能引起真正的性功能障碍。

那么，男人如何做才能摆脱这种讨厌的亚健康束缚，进入正常的生活轨道，恢复男人的阳刚本性呢？

（1）运动助“性”

长期习惯坐着工作的男子，如果能够坚持参加一段时间的体育锻炼，他们的性生活次数就会增加，性生活质量也会有很大的改善。一方面，锻炼能增强人体的性反应性，增加阴部肌肉的协调性；另一方面，锻炼能够加速机体的血液循环，有利于阴茎局部微循环状况的改善，这对于维特其勃起能力是有益的。

（2）戒烟、戒酒可促进性功能

男人大量饮酒会带来性功能障碍。在酒精中毒者中，男性有50%患有勃起功能障碍，这是因为，酒精降低了睾丸酮的生成速度。此外，慢性酒精中毒者还可能发生营养缺乏，引起生殖腺激素紊乱，临床表现为男性生殖腺功能低下，包括睾丸萎缩，性欲减退，阳痿。烟中的毒素对人的生精功能，也有抑制作用。长期吸烟会阻塞血液向四肢流动，使阴茎血液循环受阻，因而出现阳痿。

（3）性生活规律

“食色，性也”，古人对性的认识是极为深刻的。性欲是人的本能，酣畅淋漓的、美好的、适度的性爱总是让人难以忘怀，性生活可以消除性紧张，使身心愉悦，内分泌正常，免疫功能得以调节并正常发挥，新陈代谢正常运转。体验到性爱美妙的人对性总有着无限向往，所以性爱本身就是最好助性手段。

（4）适度手淫疏解

男性从手淫体验到的快感不同于性交，手淫时会更加关注阴茎的感受，如果不能进行规律的性生活，可以适度手淫代之，这并没有害处，反而有益。手浮可以作为阳痿、早泄、性高潮障碍、阴道痉挛的辅助治疗，它有利于男人训练自己控制阴茎的能力；但是，男性朋友们在手淫的时候也要注意适度，一天几次，或几天一次，每人的性能力不同，身体素质也不同，所以没有确切的数据，如果第二天无精打采，注意力不能集中，全身乏力，那就是手淫过度了。

3.培养好习惯远离亚健康

“自觉不爽，检查无病”的亚健康是一种动态过程，它永远不会原地停滞不前。亚健康或者向疾病状态转化，或者向健康状态转化。亚健康是可逆的，每个男人都可以通过努力回归到健康中来。

美国行为学家对6928名加利福尼亚州的成人男性，进行了为期5年的七项健康行为干预研究。这七项健康行为包括：

（1）每晚睡7～8小时。

（2）每天规律吃早饭。

（3）一日三餐外不吃零食。

（4）控制体重，保持正常状态。

（5）适度运动。

（6）不吸烟。

（7）适量饮酒。

结果发现能做到6～7项者，比只做到3项或不到3项者，平均寿命平均要长11年。下面十条建议，前面已有论过，不妨再强调一下：

（1）每天睡7～8小时

健康体魄来自睡眠，没有足够的睡眠就没有健康。晚上10时至凌晨2时，是人体一天中物质合成最旺盛、分解最少、人体疲劳恢复的最佳时段；也是人体内两支“国防”力量，B淋巴细胞和T淋巴细胞生长最旺盛的时间。B淋巴细胞和T淋巴细胞强大，人体抗病能力就强，就会少生病、不生病。

（2）规律吃早饭

早饭犹如进补。早饭吃得再多也不会胖。早年全世界在美国举办过早餐会议，各国营养权威对世界范围早餐进行研究，得出结论：吃早饭有利于增进记忆，提高学习、工作效率和健康水平。通常认为含有以下四五种食物的为健康早餐，即粮食100克(最好是杂粮、粗粮)；牛奶1瓶；蛋1个(忌食油煎荷包蛋、炒蛋)；菜适量；水果1个。

（3）一日三餐外不吃零食

吃能吃出健康来，吃也能吃出疾病来。因此首先一日三餐的营养要均衡、适量，即不要偏食，要样样吃，不要吃得太饱，这样才能满足人体对七大营养素的需求，健康就有保证。

（4）适度运动

适宜的运动是保持脑力和体力协调，预防、消除疲劳，防止亚健康，延年益寿的一个重要因素。

（5）不吸烟

吸烟是有百害而无一利的。科学家告诉我们，一口烟雾中含有20兆个氧自由基(氧自由基是百病之源)，每吸一支烟，平均减寿5分钟，终生吸烟平均减寿18年左右。

（6）少饮酒

适量饮酒有兴奋作用，可使血管扩张、循环加强、精神振奋、疲劳解除；酒对味觉、嗅觉也有刺激作用。在饭前饮用少量“开胃酒”可以增进食欲，有益健康。在适量饮酒的60分钟后，可使体内胰岛素增高，也可提高消化能力。

少量饮酒是指：啤酒半瓶；葡萄酒、黄酒100克，不能超过200克；白酒最好不喝，非喝不可，以25克为度，绝对不能超过50克。

（7）坚持喝茶

茶是国际上公认的三大健康饮料之一，是不可多得的抗癌饮料。

茶含有500多种化学成分，茶中还含有丰富的生物活性物质。茶有60多种保健功能和20多种药用功效，如生津止渴、消食、下气、解腻、解肥、解酒、利水、通便、清热解毒、治痢、防龋齿、明目、祛痰、安神除烦、养生益寿等等。喝茶有百利无一害，但不要喝浓茶，饭后不要马上喝茶。

（8）打扫居室卫生

第一，居室要光照充足。阳光中的紫外线还能促进人体吸收维生素D，从而促进肠道对钙的吸收。

第二，居室要通风换气。一个人每小时需要20～30立方米的新鲜空气，一间15平方米居室或办公室的容积约有40.5立方米，只要有2个人，就需要每隔1小时左右换一次气，才能保证室内空气新鲜，氧气充足。

第三，装潢宜简。现代人都比较讲究室内装潢，但装潢所使用的各种涂料、材料中往往含有甲醛、酚、石棉粉尘等有害有毒物质，人吸收后会引起失眠、过敏等，严重的还会导致疾病。

（9）和谐适度性生活

许多疾病的发生特别是身心疾患与性压抑有关，和谐适度性生活可以满足人体正常的性需求，性交时可使内啡肽分泌增加，自然杀伤细胞和细胞活力增加，延缓性器官衰退，有益于健康。所谓性生活和谐，是指夫妻双方在性交过程中都获得快感，达到性满足。性生活的次数因人、年龄、健康状况和精神状况而异，一般以性交后第二天不感到疲乏为原则。

（10）天天好心情

古人说“忧则伤身，乐则长寿”，精神情绪对人体健康和衰老起着关键作用。现代人在心理上常处于紧张状态，工作担子重，精神压力大，持续的心理紧张和心理冲突会造成精神上的疲劳，使工作效率降低，免疫功能下降，容易发生疾病。怎样才能保持心理健康呢？归纳起来三句话：知足常乐，助人为乐，自得其乐。只有这样才能做到天天有好心情，健康生活每一天。

第八章

中医经络按摩

随着人们物质生活水平的提高、现代生活方式的转变以及防病保健意识的进一步增强，男人们更渴望一种有益于身心健康的“绿色”保健方法。所以，中医养生保健内容之一的经络按摩方法，日益被医学界和越来越多的人们所重视，简单可行的按摩保健愈加显示其特有的优势，逐渐成为了人们防病保健的迫切需求。

第一节　学点经络养生知识

按摩疗法是中医学宝库中的一朵奇葩，是中医治疗疾病的外治方法之一。男人如果学会经络养生，不但可以自用保健，更可以为家人防治常见病。

俗话说，健康是生命之本，没有健康的身体，一切都无从谈起。但随着社会生活和工作节奏不断加快，人们的压力也随之越来越大，尤其体现在男人身上，健康问题就越显突出。很多男人表面上看起来很健康，但由于长期工作操劳，往往处于亚健康状态，身体乏力，精神委靡。要改变男人的这种生活状态，经络养生可以说是一个捷径。经络养生不仅可以起到预防疾病，监测身体状况的作用，而且可以强身健体。因此，按摩可以说是帮助男人们摆脱身体困惑的好方法。

经络按摩是一种在人的体表进行适当运动的保健方法。很多人觉得经络养生很神秘，其实并非如此，一些常见的保健按摩就包含了经络养生的原理。其施术手法颇多，动作轻柔，运用灵活，便于操作，使用范围甚广，男人不论体质如何，有无病症，均可采用经络按摩手法来养身保健。比如说，心脏不好的人，如果觉得心慌、头晕，按摩一下手臂上的内关穴，就能够得到缓解，这是因为内关穴能通过心经控制心脏的活动；胃不好的人，按摩足三里穴也能得到缓解，同样是因为足三里穴有胃经经脉和胃直接相连，从而控制着胃的功能。这就是经络的奇妙之处。所以科学地运用经络养生，不但能健康长寿，还能使男人精神百倍地投入工作。

男人在生活工作中压力很大，身体免疫力自然会下降，如果不幸得了某种疾病，不靠吃药、打针治疗，而是用特定的手法在患处推推、揉揉、捏捏、掐掐，使其血脉疏通，即可解决某些病痛。严格来说，就是运用按、摩、推、拿、提、掐等按摩手法，刺激人体的某些部位和穴位，以达到治病以及保健的目的。经络按摩相对于药物治疗来说，更是身心上的享受。工作了一天，劳累了一天，男人回到家，通过经络按摩放松自己，既舒适，又养生。

但是，真正掌握了经络养生方法的男人并不很多，这一方面是由于男人对自身疾病忽略，另一方面也是由于男人对于经络按摩作用的认识不足。经络按摩是我国养生的独特方法，也是近期人们推崇的一种健康养生方法。经络养生虽然听起来比较专业，难以掌握，但真正实践过的人就会知道，只要掌握了正确的方法，经络养生也是一件很容易、很简单的事情。

经络养生使用简单的小手法就能获得良好的效果，何乐而不为呢？相信通过阅读本章对于经络按摩的介绍，男性朋友们能够认识经络养生的神奇之处，并且将经络按摩带入日常生活，成为自身健康需求的一部分。男人们，关注下自己的健康吧，通过经络按摩，好好保养一下身体吧！

第二节 重视保养阳气的督脉

督脉上共有28穴。穴位名如下：长强、腰俞、腰阳关、命门、悬枢、脊中、中枢、筋缩、至阳、灵台、神道、身柱、陶道、大椎、哑门、风府、脑户、强间、后顶、百会、前顶、囟会、上星、神庭、素髎、水沟、兑端、龈交。

督脉主要循行于人体后正中线以及头正中线上。遇到突然晕倒或者昏迷不醒的人，很多人都会说“掐人中”，这里说的人中穴就是水沟，在督脉上。

督脉的分支，与足太阳膀胱经同行，从内眼角上行至额，交会于巅顶，入络于脑，又退出下项，循行肩胛内侧，挟脊柱抵达腰中，络于肾脏。督脉在阴部络男女生殖器及肛门，并在肛门后尾骨部与足太阳膀胱经和足少阴肾经会合。督脉另一支从小腹直上，穿过肚脐中央，向上通过心脏，入于喉咙，上至下颌部，环绕唇口，向上联络两目之下的中央。

督脉的络脉从躯干最下部的长强穴开始，沿着脊柱里面，散布头上；背部的分支从肩胛骨左右走向足太阳膀胱经。督脉与足太阳膀胱经的关系最为密切，一个在后背正中，一个在其两旁，共同联系着肾脏和脑。其次，督脉还与足少阴肾经和任脉联系，都与阴部、子宫、肾、心相关联。

督脉循身之背，背为阳，而督脉的“督”字有总督、督促之意，说明督脉对全身阳经脉气有统帅、督促的作用。故督脉有“总督诸阳”和“阳脉之海”的说法。因为督脉循行于背部正中线，它的脉气多与手足三阳经相交会，大椎是其集中点。

另外，带脉出于第二腰椎，阳维交会于风府、哑门。所以督脉之脉气与各阳经都有联系。又因督脉循行于脊里，入络于脑，与脑和脊髓有密切的联系。

督脉气血异常，人体主要发生的疾病是关于头脑、五官、脊髓 及四肢的，如头风、头痛、头重、颈部发硬、头晕耳鸣、眼花、嗜睡、癫病、腰背僵痛，还包括手足震颤、抽搐、麻木及中风。督脉所涉及的身体部位及疾病很多，所以男人们一定要保护好自己的督脉。

《本草纲目》称人的大脑为“元神之府”，经脉的神气活动与脑有密切关系。体腔内的脏腑通过足太阳膀胱经背部的俞穴受督脉经气的支配，因此，脏腑的功能活动均与督脉有关。督脉“为阳脉之都纲”即是此意。通过督脉查病可尽早查出脏腑不调，通过按摩艾灸穴位，调动人体自身之免疫力，尽可能不吃药，不打针，靠打通任、督二脉调理全身之气血，促进全身气血循环，保证身体的阴阳平衡。

对男人来说，以下督脉穴位保健的方法非常有效：

督脉保健1：按揉命门穴

命门穴位于腰部，当后正中线上，第二腰椎棘突下凹陷处。指压时，有强烈的压痛感。击中此穴后，冲击脊椎破气机，易截瘫。因此，那些武打小说和电影里经常提到攻打一个人的要害处即此处。

命门的功能包括肾阴和肾阳两个方面的作用。现代医学研究表明，命门之火就是人体阳气。因此，按摩、叩击命门穴可以壮腰补虚，温补脾肾，也可以治疗腰部虚冷疼痛、遗尿、腹泻、遗精。经常擦命门穴可疏通督脉上的气滞点，加强与任脉的联系，促进真气在任督二脉上的运行，温肾壮阳，强腰膝，固肾气，延缓衰老。并能治疗阳痿、遗精、脊强、腰痛、肾寒阳衰、行走无力、四肢困乏、腿部浮肿、耳疾等症。实在是男人的福音之穴。

督脉保健2：按揉百会穴

百会穴很好找，将大拇指插进耳洞中，两手的中指朝头顶伸直。像是环抱头顶似的，两手手指按住头部。此时，两手中指指尖相触之处，就是百会穴。用指施压，会感到轻微的疼痛。百会穴是足三阳经、督脉、足厥阴肝经的交会穴，也是人体阳气汇聚的地方。

百会穴有主治头痛、眩晕、中风失语、癫狂、泄泻、健忘、不寐、阴挺以及降血压等作用。如，血压升高时，用手掌紧贴百会穴呈顺时针旋转，每次揉上40次，可以宁神清脑，降低血压。 另外，百会穴对一些下垂病的作用也很大。因为百会可以升提阳气，所以对脱肛以及胃下垂很有作用，因为这些病的病因在中医看来是一样的，统称“中气下陷”，就是本来有向上提托着这些脏器的力量，现在没这股劲儿了，它们就往下坠。例如：对于中气下陷所致的脱肛，可以选用百会、长强、大肠俞、气海、脾俞，均用补法；配合足三里、中脘、建里、气海，对于因中气下陷所致的胃下垂具有较好的疗效。这个方法对那些工作繁忙、久受胃病困扰的男人有作用。

督脉保健3：按揉神庭穴

神庭穴在前发际正中直上半寸处(一寸为一横指)。神庭对头痛眩晕有效，神庭穴之“神”并非徒有虚名，它还可以治精神、心理疾病，例如失眠、神经官能症、记忆力减退、精神分裂症等。日常生活中我们用两手的食指或者中指的指肚交替从印堂穴向上推至神庭，并在印堂和神庭上加重力度点按，可以宁神定志，治疗失眠、心悸，缓解疲劳。

督脉保健4：按揉大椎穴

大椎穴位于颈部下端，第七颈椎棘突下凹陷处。若突起骨不太明显，可以轻轻活动颈部，不动的骨节为第一胸椎，约与肩平齐。

大椎穴位于人体背部极上，是手足三阳经与督脉的交会穴，故为阳中之阳穴。具有统领一身之阳气，联络一身之阴气的作用。因此，经常搓擦大椎穴，具有调节阴阳，祛除邪气，疏通经络，行气活血，对头痛、眩晕、心烦失眠等疾病确有帮助，并且能预防感冒，增强人体免疫力。

第三节　肝经的保养大法

肝经共有14穴，穴位名如下：大敦、行间、太冲、中封、蠡沟、中都、膝关、曲泉、阴包、足五里、阴廉、急脉、章门、期门。

人体肝脏具有解毒和储藏养分的作用，是维持生命不可或缺的脏器之一。在中医领域中，肝和肾一样，担负着维持人的生命机能的重要任务。肝属木，可称为人体的将军。将军率领着抵御外敌的军队，肩负排除体内、体外不断累积的毒素的任务，是一个专司解毒的脏器。肝经发生异常时，身体即会呈现各种不适的症状。如：面色不佳、喉干、恶心、腰痛、焦躁、缺乏决断力等。

男人尤其要护肝，因为男人的肝实在很可怜，它从人出生开始就无怨无悔地做工，却天天受到烟酒、不当饮食和各种火气的伤害。肝脏最能忍辱负重，它每天都要化解血液中的毒素，时时要承受各种情绪上的压力，抑郁伤肝，过劳伤肝，发怒伤肝，但肝仍然会默默地工作，直至筋疲力尽。肝脏是我们消解生活压力的本钱，一定要好好地护理。

也许人们会说：平时没有做什么对不起肝的事情，每天吃护肝的食物，每天都在作运动，肝应该不会有事了吧？……的确，人们做的这些都是为了养肝，但是有一个伤肝的行为人们一定没注意到——为了工作和事业经常熬夜加班。这是现代人的通病，尤其发生在努力工作养家的事业型男人身上。这样做对肝脏很不利，因为“卧则血归于肝”，人只有休息时，肝脏的血流供给才充分。熬夜加班不但血不能养肝，还消耗营养、破坏人的身体养分。

还有些男人经常抱怨说，自己总是会无缘无故发脾气，稍有一点儿不如意的事情就会大发雷霆，也不知道为什么。其实，原因就在于，这些人通常工作比较多，经常加班到半夜，每天睡眠不到5个小时。也有人不解了，难道加班还能让人的脾气变大吗？要知道，肝主藏血，人在睡眠时血可养肝，而长期加班，肝失所养，导致肝气不舒、肝郁气滞，有了好发脾气的习惯也就理所当然了。中医认为，丑时(即凌晨1点到3点)是养肝血的最佳时间，所以，在这段时间一定要睡眠，而且必须要“在这段时间内睡着”。退而求其次，如果在前一天晚上睡眠不好，就一定要在第二天找时间适当休息一会儿，这样才有助于强化肝脏功能。

下面，再来了解一下肝经上的穴位吧：

足厥阴肝经起于大敦穴、止于期门穴，左右各14穴。循行路线从下向上走，起于足大拇指背毫毛部，向上沿足背内侧，经离内踝1寸处上行于小腿胫侧，至离内踝8寸处交出足太阴脾经之后，上行膝腘胫侧，沿大腿内侧进入阴毛部，环绕阴部上至少腹，沿胃旁过，属肝、络胆，再向上通过膈肌分布于胁肋部，沿气管后侧向上进入喉头部，连接目系，再上行出于额部与督脉交会于头顶。由目系分出支脉1下行向颊里，环绕于唇内。由肝中分出支脉2通过膈肌向上流注于肺，接手太阴肺经。

对男人来说，以下的肝经穴位保健的方法会让人受益匪浅：

肝经保健1：按揉太冲穴

太冲穴位于足背第一、二拇指缝上2寸凹陷中。具有平肝清热，舒肝养血，清利下焦的作用。

中医认为，头为“诸阳之会、百脉所通”，既有经络相连，又有眼、耳、鼻、口诸窍。内外相通的许多疾病的症候都反映到头部。头痛的病因不同，症状各异，轻者头部不适或胀痛，有时疼痛局限于某部位；重者头痛头晕，甚至头部胀痛如裂。如感冒引起的头痛，痛连项背，伴有全身症状；过劳的头痛只限于前头部或颞部。头痛如呈反复发作性的，多为高血压和颈椎病等引起。一般头痛系由郁怒伤肝、肝失疏泄、气逆上冲所致。而太冲穴可以平息肝火，疏通经络，此时按摩太冲穴可以减轻头痛。

肝经保健2：按揉曲泉穴

曲泉穴位于膝内侧，屈膝，当膝关穴节内侧端，股骨内侧踝的后缘，半腱肌、半膜肌止端的前缘凹陷处。

民间流传的“痛经阴挺少腹痛，阴痒遗精苦难言，针灸按摩曲泉穴，治病疗疾又延年”，是对曲泉穴的真实写照。对于男人而言，曲泉穴是治疗前列腺炎、遗精的良药，也是治疗膝关节疼痛、疝气、大腿内侧疼痛的常用穴位。按摩此穴还能养生保健，益寿延年。

肝经保健3：按揉大敦穴

大敦穴位于大拇指(靠第二拇指一侧)甲根边缘约1毫米处。大敦穴的主治疾病为：目眩、腹痛、胁肋痛、冷感症。除此之外，自古以来亦被视为镇静及恢复神志的要穴。此穴为足厥阴肝经的主要穴道之一。主治泌尿生殖系统病症、神经系统病症、肝胆病症、眼病及本经脉所经过部位之病症。所以经常按摩或艾灸此穴，对于泌尿生殖系统是非常有益的，可以预防这类疾病感染。

肝经保健4：按揉阴包穴

阴包穴的位置在大腿上，屈膝，在膝(关节)内侧横纹头上方，股骨内髁之后凹陷处直上4寸处。阴包穴可有效地消气止痛。曾经有一病人由于生气， 加上晚上空调受寒，腿疼得走不了路。开始有的中医认为是膀胱经受寒，于是拔罐治疗，但效果不佳，有时会更加疼。后来，这位病人找到另一位中医为他把脉后，发现他的肝火很旺，就在阴包穴上揉推2分钟，结果马上见效。

第四节　肺经的保养大法

肺经共有11个穴位。其中9个穴位分布在上肢掌面挠侧，2个穴位在前胸上部：首穴中府，末穴少商。穴位名如下： 中府、云门、天府、侠白、尺泽、孔最、列缺、经渠、太渊、 鱼际、少商。

“肺者，相傅之宫，治节出焉”，也就是说， 肺相当于一个王朝的宰相，一人之下，万人之上。宰相的职责是什么呢？他了解政务、协调百官，事无巨细都要管。肺是人体内的宰相，它必须了解五脏六腑的情况，所以《黄帝内经》里有“肺朝百脉”一说。男人身上的很多疾病都是与肺经联系在一起的。

大家一定很奇怪，为什么中医只有几个指头在左右手腕上一摸，就能知道五脏六腑的情况？就是因为肺经的帮助。医生要知道人身体的情况，首先就要问一问肺经。肺是个有点娇气的脏器，它很容易出毛病，男人的肺就更容易出毛病。男人们奔波在外，免不了伤身体，这时候就需要按肺经，所以“调诸脏即是治肺”实乃真知灼见。

肺经起始于中焦胃部，向下联络大肠，回过来沿着胃上口，穿过膈肌，入属于肺脏。从气管、喉咙部横出腋下，下行沿着上臂内侧，走在手少阴、手厥阴经之前，下向肘中，沿前臂内侧桡骨边缘，进入寸口，沿大鱼际部边际，出大指的末端。肺经的支脉是从腕后走向食指桡侧，出其末端，在此经气接手阳明大肠经。肺的主要功能是吸入自然界的清气，呼出体内的浊气；使卫气散布全身，保护肌表，输送水分和血液。肺经和肺、大肠、喉咙等器官的联系相当密切，保证了肺经的畅通，这些相关器官的功能也就得到了保证。

当肺经不通时，男人的身体会出现以下的毛病：

外经病：沿肺经循行路线上的麻木、疼痛、发冷、酸胀等异常感觉，一般出现在锁骨上窝、上臂、前臂内侧上缘(大拇指方向)。

脏腑病：本经经气异常会出现气上逆、咳嗽、喘息气粗、气短、心烦不安等症状；又因为肺与口鼻相通，所以也会出现鼻塞、感冒、流涕、伤风怕冷等症状。

皮肤病：肺主气，肺与大自然之气相通，自然界的大气养育了世间的万物。肺气既有大自然之气又有脏腑之气。如肺气不主时，在人体面部必有所表现，出现各种损容的病变。

男人按揉以下四个穴位对肺经保健最有功效：

肺经保健1：按揉中府穴

在锁骨下窝下一寸，距正中线六寸(夹紧上肢时，大约与腋下对齐)的地方就是中府穴。中府穴能宣肺理气、清泻心肺之热、止咳平喘，对增强肺脏功能有一定保健作用。同时，它又是肺的募穴，即肺脏气血直接输注的地方，最能反映肺的健康与否，是诊断和治疗肺病的重要穴位之一，经常用来治疗咳嗽、气喘、胸痛，如果患有肺结核和支气管哮喘等病时，按压此穴会出现压痛感，这对诊断病情具有一定的参考意义。

此穴又是手、足太阴之会，按摩此穴能健脾，治疗腹胀、肩背痛等病。但中府穴下方肌肉偏薄，日常保健建议不要使劲，稍稍施力按揉1～2分钟即可。日常保健与治疗疼痛不适时力度要适中。

肺经保健2：按揉尺泽穴

尺泽穴位于人体的手臂肘部，取穴时先将手臂上举，在手臂内侧中央处有粗腱，腱的外侧即此穴。尺泽穴与大肠经的曲泽穴位置相近，作用也有点类似，都有泻热的作用。对肺经引起的咳嗽、气喘、咳血、潮热、胸部胀满以及咽喉肿痛有效。但是此处按压力度要大，效果才好。

肺经保健3：按揉孔最穴

孔最穴与尺泽穴相连，位于前臂内侧。本穴为肺经之穴，肺之郄时序应秋，其性燥。孔最一般治急症，主要治疗急性出血疾病。根据肺经的循行，可以看出本穴除了可以泻肺热、治疗咳嗽、气喘、咽喉肿痛等症状外，对咳血、痔疮出血也有作用。

肺经保健4：按揉鱼际穴

手掌的大拇指根部，由于肌肉明显凸起，形状如鱼，故中医把这个部位称为鱼际。鱼际的中点有一个与呼吸系统相关的穴位叫鱼际穴。本穴能清肺热、利咽喉、滋阴凉血，适合热证，对咽喉肿痛，咳嗽痰少者效果最好。

冬季是感冒的高发季节，每天双手互搓鱼际穴，能增强肺主皮毛的功能，从而改善易感冒者的体质状况，提高其抵御外邪的能力，对咽喉痛、打喷嚏等感冒早期症状也有明显疗效。

鱼际穴的按摩方法很简单：两手鱼际穴对搓，大约搓20余次时，鱼际穴开始发热，这时在内心意想着有一股热气沿手臂进入自己的肺脏，持续两分钟左右，你便会感到整个手掌发热，有非常好的预防和辅助治疗作用。

第五节　脾经的保养大法

脾经共有21穴，穴位名如下：隐白、大都、太白、公孙、商丘、三阴交、漏谷、地机、阴陵泉、血海、箕门、冲门、府舍、腹结、大横、腹哀、食窦、天溪、胸乡、周荣、大包。

在中医的理论中，脾脏的功能非常大。运用经络健脾法就可以迅速增强人体的气血。脾具备生成气血和运送气血两大功效。男人只要把脾养好了，可以百病不生，即使有病也会很快痊愈。

很多男人都选择通过饮食来健脾，这的确是不错的方法，但是很多人对饮食养脾不适应或不吸收，这怎么办呢？其实，最安全有效且持久的方法就是揉按脾经。可以随时随地地按摩脾经，这条经有许多非常有用的穴位，有的增长气血，有的善祛湿浊，有的专治腹胀，有的开胃消食，还有的祛风止痒。

脾经共有21个穴位。11个穴位分布在下肢内侧面，10个穴位分布在胸腹部。它的循行路线是：在体内，属脾、络胃，并与心及舌根相连。在体表，由足大趾沿下肢内侧、腹部、胸部，止于侧胸部，本经病主要有胃痛、呕吐、泄泻、腹胀、黄疸、水肿、自觉身体沉重、行动困难、不能平卧、舌痛、舌根强（音同江）直、小便不通等，以及在本经循行部位的局部症状。

患脾经疾病者，主要反映在胃肠疾病，如，食后呕吐、胃痛、腹胀、嗳气、便后或排气后腹中宽舒、身体粗重、面目身发黄等。本经腧穴可治疗脾、胃等消化系统病症。例如胃脘痛、恶心呕吐、嗳气、腹胀、便溏、黄疸、身重无力、舌根强痛及下肢内侧肿痛、厥冷等。

对男人来说，以下的脾经穴位保健方法会让你受益匪浅：

脾经保健1：按揉公孙穴

公孙穴位于足内侧缘，当第一趾骨基底部的前下方。公孙穴是脾经的络穴，入属脾脏，联络胃腑，又和位于胸腹部的冲脉直接相通，所以它有兼治脾胃与胸腹部各种疾患的作用。胃主受纳，脾主运化，若气滞食积，脾胃塞滞，升降失常，运化失职，可致胃痛。公孙穴既能帮助胃疏导积滞，又助脾脏运化，脾胃调和，气机通畅，疼痛乃愈。另外，公孙穴是八脉交会穴，通于冲脉，若脾虚痰湿内阻，夹痰上逆而致头痛，按揉公孙穴可收到满意效果。

脾经保健2：按揉阴陵泉穴

从脚外侧的脚踝后侧(脚跟)起，往上触摸胫骨的后缘，在膝关节的附近，有很粗的骨凸块。这称为“胫骨内侧踝”，是胫骨内侧扩大呈现喇叭状的地方，阴陵泉穴就在此凸骨的骨边。

膝盖疼痛，常令一些人痛不欲生，会因为疼痛而避免走路。但怕疼痛而不走路，只会使脚更加衰弱，进入恶性循环。对于一些年纪大的长者，不走动更会加速全身老化，而且，最坏的情况是成为“活死人”，只能躺着。为避免至此，须以穴道疗法抑制膝盖的疼痛，充分地休息，并积极地使用脚。阴陵泉穴对治疗膝盖疼痛十分有效。当膝盖疼痛时，轻压本穴即有效果，以刷子揉擦本穴或以吹风机的温风刺激本穴会更有效。

脾经保健3：按揉商丘穴

商丘穴对脾经保健也很重要。它可以帮助祛除身体的炎症。商丘穴在内踝骨的前缘偏下一点。商丘穴正好对应足的反射区中的下身淋巴反射区，因此可以治疗各种炎症。同时它乂揭示了一个医理：炎症一般是由细菌感染引起的。但为什么揉这个穴还能消除炎症呢？这是因为脾是管运血的，它能把新鲜血液运到病灶上去，脏东西被清走后，炎症自然就消除了。

第六节　心经的保养大法

心经上共有9穴。1个穴位在腋窝部，8个穴位在上肢掌侧面尺侧，首穴极泉、末穴少冲。穴位名如下：极泉、青灵、少海、灵道、通里、阴郄、神门、少府、少冲。

男人往往想成为社会中的佼佼者、成功的典范、家里的顶梁柱，他们承受着比女人更多的社会压力和责任。但从健康角度来说，和女性相比，男人的心脏更脆弱。因心脑血管病就诊的中青年患者中，男人要明显多于女人。而且，男人患者的特点为：即使病情凶猛，只要抢救及时，痊愈后状况就会不错，但是，如果抢救不及时，极易发生心梗，以至猝死。

中医讲“心主神明，魂魄意志，皆为其统”。有人说，脑才是思维的中枢，心不过是个“血泵”。其实，一个人心脏跳动的缓急强弱，也就是心脏自身的节奏韵律，完全可以控制人的心理变化。改变了心脏跳动的节律，也就改变了人的心理状态。美国医学家阿拉特拉斯博士曾说：“心脏实际上是一种具有思维能力的智慧脏器。”更有报道说，有个性格温和的人，移植了心脏以后，性格完全改变，变成了一个性情暴躁的人。

《黄帝内经》说：“恬淡虚无，真气从之，精神内守，病安从来。”不管是粗茶淡饭还是海味山珍，都吃得津津有味；不管是名牌西装，还是廉价布衣，都穿得落落大方；不管是阳春白雪，还是下里巴人，都听得声声悦耳。也就是说，让“身心保持愉快”为生活的第一要务，以“让精神感到满足”为事业的最大成功。如果每个男人都能按此法来养心经，何愁万病不去。

心经是从心中开始，出来属于心脏与其他脏相连的系带，下过膈肌，络小肠。

它的支脉从心脏的系带部向上挟咽喉，而与眼球内连于脑的系带相联系。它的直行脉是从心系(即心与其他脏相联系的系带)上行至肺，向下出于腋下(极泉)，沿上臂内侧后缘，走手太阴、手厥阴经之后(青灵)，下向肘内(少海)，沿前臂内侧后缘(灵道、通里、阴郄、神门)，到掌后豌豆骨部进入掌内后边(少府)，沿小指的桡侧出于末端(少冲)，接手太阳小肠经。

心经所属腧穴能主治有关“心”方面所发生的病症。如，胸、心、循环系统病症、神经精神系统病症以及经脉循行所过部位的病症。因此，在身体保养方面，循经按揉可以放松上臂肌肉，疏通心经的经气；对重点穴位进行按摩、艾灸、叩击还可以预防冠心病、肺心病以及改善颈椎病压迫神经所导致的上肢麻木等，此外还能治疗失眠等“心神不守”的疾病。

养生必须养心，如果心神昏乱，却想身体健康，根本是不可能的。男人养护心经，可以从以下几个关键穴位入手：

心经保健1：弹拨极泉穴

极泉是手少阴心经要穴，在腋窝顶点，当上臂外展时，腋窝中部有动脉搏动处即此穴。因本穴位居腋窝，针灸不便，因此很少会应用此穴进行针刺类的治疗，但是在自我保健中如果用弹拨手法按压极泉穴，却能够迅速改善因气血不畅引起的心悸、胸闷、气短、呼吸困难、失眠、神经衰弱以及心脑疾病。如有病毒性心肌炎，可以仰卧，以拇指和其余四指相对，拿揉上肢内侧肌肉10～15次，并以食、中指点按极泉穴1～3分钟，也有很好的辅助治疗作用。

心经保健2：点揉少海穴

少海穴在肘关节处，屈肘，在肘横纹内侧端与肱骨内上髁连线的中点，即肘横纹尺侧纹头凹陷处。本穴名意指心经的地部经水汇合于本穴。少海穴可以用来治疗肘关节及其周围组织的病变，比如屈伸不利、落枕、前臂麻木及肘关节周围软组织疾患等，治疗时主要是在穴位上进行点揉。如经常好发于青壮年男人，特别是肘部有损伤或从事运动、体力劳动的运动员、工人、农民身上的“高尔夫球肘”，即可每日进行此穴的按摩或艾灸。当然，还要配以其他穴位，如肩髃穴、肩井穴、小海穴、青灵穴。

心经保健3：按摩艾灸神门穴

神门穴在手腕掌面关节小指侧，腕横纹中。将腕横纹分成6等份，自尺侧到桡侧，第1等份与第2等份交界点处即是。

久坐办公室工作的男性，在用脑一段时间后，常常会感觉脑力疲劳，头昏脑涨，需要提神解乏；神昏、晕厥、癫痫发作，需要醒脑开窍。按摩神门穴，能鼓舞头面部气血。用脑后和缓按揉，能够解除疲乏，振作精神，救急时重力按掐，有助于提神醒脑。按摩时，一手屈曲张掌，掌心向上，在胸前处，另一手四指由前臂外侧托在下方，拇指指端放在神门穴处，用指端甲缘按掐，一掐一松，连做14次。之后，一手屈曲张掌，掌心向上，在胸前处，另一手拇指指端放在神门穴处，其余四指并拢，按托在手腕背面，用拇指指端推擦，连做1分钟。

在按摩的时候，屈肘张掌，掌心朝上，有助于神门穴的定位。按摩的时候应缓慢地按揉，力量不需要太大，也不用追求所谓的酸胀感，力量大了反而不好。

第七节　疏通气血的心包经

心包经共有9穴，其中8个穴位分布在上肢掌面，1个穴位 在前胸上部。首穴天池，末穴中冲。穴位名如下：天池、天泉、曲泽、郄门、间使、内关、大陵、劳宫、中冲。

自古人们视心脏为人体的重要器官，认为心脏外有一层膜保护心脏，而此膜即称为“心包”，心包有保护心脏，使心脏机能正常运转的功能。

心包经在手臂掌面中间的那一条线上，敲小臂时有酸痛感，敲大臂有电击感。从现代解剖学来说，心包经在人体循行的路线有前臂内侧皮神经，所以刺激心包经可以治疗沿经皮肤的感觉异常等病症，另外对冠心病、心绞痛也有很好的疗效。

心包经异常变动就表现为下列病症：手心热，前臂和肘弯拘急，腋窝肿胀，甚至胸胁满闷，心怦怦跳动，面赤，眼睛昏黄，嬉笑不止。本经腧穴主治“脉”（心主血脉）方面所发生的病症：如手心发热，心跳不安，胸闷心烦，嬉笑不休，臂肘屈伸不利等症状。

心包经保健1：按揉曲泽穴

曲泽穴在肘横纹上，曲代表肝的意思；泽是滋润的意思，所以这个穴位有滋养肝的功效。说明了肝木的正常属性应该是“坚中有韧”的，就像肝所主的“筋”那样。此穴位是手厥阴心包经的合穴，合属水，水能养木，又可以去火，专用来以水灭火，以水涵木，以缓解木旺强直，肝火过盛之症，所以最善治痉挛性肌肉收缩，手足抽搐以及心胸烦热、头晕脑涨等“肝风内动”之症，即现代医学所称的冠心病、高血压症等。高血压症患者可以按压曲泽穴放松神经系统以利于血压降低。按摩艾灸曲泽穴还可以治疗心绞痛。

心包经保健2：按揉郄门穴

郄门穴在腕横纹上5寸的地方，“郄”的意思是指“深的孔穴”。郄门是心包经的“郄穴”。郄穴在经络中具有特殊功效，专门用于治疗急性病。

当突发心绞痛的时候，揉郄门穴就可以及时缓解症状。郄门穴穴位较深，自己按摩的时候可用右手拇指用力按住此穴位，同时左手腕做顺时针旋转，此时这个穴位就会有比较明显的感觉。这个穴位可以在日常生活中经常按，不要等到发病的时候才想起去按摩，那时肯定就心有余而力不足了，男人们还是平时多注意一些，在工作之余多按揉，防患于未然。

心包经保健3：按揉内关穴

内关穴在腕横纹上2寸。历来医家都把内关穴当成一个万能穴，为治疗心、胸、肺、胃等疾病的要穴。此穴位具有镇静、安神的效果，可以用于心慌失眠，还有止呕的作用，可以用于晕车，对于慢性肠胃炎也有显著疗效。但需要与脾经上的公孙穴合用，效果才好。内关穴可以治疗膝关节疼痛，但需要与“跪膝法”同时使用，效果甚佳。

心包经保健4：按揉大陵穴

大陵，意为“大土山”，五行中的土指脾脏。此穴为心包经的输土穴，心包属火，自然是“火生土”。由此可见，大陵为健脾的要穴。大陵穴善治疗口臭，口臭源于心包经积热日久，灼伤血络，或由脾虚湿浊上泛所致。

大陵穴最能泻火祛湿。火生土则火自少，脾土多则湿自消。一穴两用，自身能量转化，最是自然之道。按摩拍打手掌根部与足跟相对应部位的痛点效果更佳（可在手掌根部仔细点揉探查一下），左足跟痛就按摩拍打左手掌跟，右足跟痛就拍打右手掌跟。

除了心包经以上穴位的效用之外，敲打心包经还可以令人心情愉快。身为男人，如果在工作或生活上遇到了不快，记住一个小诀窍，郁闷时候，可以做一个简单的动作——拍掌，就是两手互相对击，啪啪作响。事实上，这个简单的动作也有着很好的养生功效。原因在于，手掌中央有心包经通过，鼓动的时候可以振奋心包经、肺经、心经。所以说，日常生活中，不要吝啬掌声，给别人赞许和鼓励，也给自己以欢乐和健康。按摩心包经，在晚上19～21点最好，这个时间吃过晚饭正是该促进消化的时候。但是不要在晚饭后立刻就做，那样反而会影响气血的运行，最好在半小时以后进行。

第八节　治疗肩颈痛的穴位

肩颈酸痛是现代文明病，一项问卷调查显示，每两个人当中，就有一个人为肩颈酸痛所苦。男人因职业性伤害或不正确姿势，在累积一天的压力与劳累后，患上了慢性的肩颈疼痛的人越来越多，这也成为男人生活质量的大敌之一。

在肩颈疼痛的男人当中，不少是“乌龟颈”、“富贵颈”、腰椎过度前凸等姿势问题，这些慢性伤害长期累积下来，不仅易伤损肌肉，还可能会坠入情绪及身体代谢免疫功能恶化的不良循环，甚至造成颈椎内脊髓、血管的压迫，影响日后的活动、生活与身体健康。

肩颈痛主要是由颈椎骨质增生、项韧带钙化、颈椎间盘的萎缩退化、颈椎小关节紊乱等原因引起的，造成对颈神经根、颈部的脊髓、椎动脉和交感神经的压迫举或刺激而引起的综合征。

肩颈痛的患者，症状轻者可出现头、颈、肩臂麻木疼痛，重者可致肢体疲软无力，甚至大小便失禁、瘫痪。病变若累及椎动脉及交感神经时，则可出现头晕、心慌等相应的临床表现。本病多见于长期伏案工作和操作电脑的人。中年以上的患者主要常有颈后、上背或者肩部的疲劳胀痛，如耸肩、转头，有时脖颈发僵，活动受限，部分病人有颈部外伤史。患者一侧或两侧上肢出现运动方面症状，如疲软无力，不能上举，外展困难、握力下降，严重者持物不稳而下掉。神经根受累，则出现上肢放射痛，手指麻木发凉，有针刺一样的触点感或者灼烧样疼痛，颈部过伸、过曲，咳嗽等，可使疼痛增加，压头过顶时，有放射性疼痛。有的患者有眩晕、一侧耳鸣和头晕等症状出现，眩晕常常在颈部活动到一定位置时，可有放射痛。

治疗肩颈痛主要原则是舒筋活血、温通瘀滞。目前肩颈痛多用按摩法缓解，很有效果，推拿师按摩是很受欢迎的疗法，也最易于被人们接受。

治疗肩颈痛的取穴重点：印堂穴、率谷穴、太阳穴、风池穴、大椎穴、颈背部压痛点、肩井穴、天井穴、曲池穴、手三里穴、外关穴、后溪穴、合谷穴、悬钟穴、附阳穴等。下面一一解释之：

（1）印堂穴别称曲眉，在两眉头连线的中点处。此穴能清热散风，治三叉神经痛等。

（2）率谷穴别称率骨，在耳尖直上，入发际15寸处。此穴能平肝利胆、清热熄风，治头痛、惊风、烦闷等。

（3）太阳穴又称前关，在眉外梢与目外眦之间向后约1寸处的凹陷中。此穴能祛风，治口眼歪斜、三叉神经痛等。

（4）风池穴也称热府，在项后，胸锁乳突肌与斜方肌上端之间的凹陷处。此穴在风府穴两边，能祛风解表、清神明目，治头项强痛、眩晕、中风等。

（5）大椎穴别称上杆等，在第七颈椎的棘突下。此穴能疏风解表、清热通阳，治头项强痛等。

（6）肩井穴在肩上大椎与肩峰连线的中点处。此穴能通经、开郁、理气，治头项强痛、肩背痛、中风等。

（7）天井穴在尺骨鹰嘴后上方1寸，屈肘呈凹陷中，即在肘尖上1寸，两筋的凹陷中。此穴能疏经利节，治颈项、肩背痛等。

（8）曲池穴别称鬼臣，又名阳泽，在肘横纹桡侧端的凹陷处。主穴有通经活络、利水除湿的功效，治肩痹诸疾。

（9）手三里穴在曲池穴下2寸处。此穴能消肿止痛，治肩臂疼痛，肘挛不伸等。

（10）外关穴在腕背横纹上2寸，桡骨与尺骨之间。此穴能通经、消肿、止痛，治肩背痛等。

（11）后溪穴在第五掌指关节后尺侧，横纹头赤白肉际处。此穴可散风舒筋，治头项强直疼痛等。

（12）合谷穴别称虎口，在手背第一、二掌骨之间。此穴能疏风解表、通络镇痛。

（13）悬钟穴别称绝骨，在外踝上3寸，腓骨前缘与腓骨短肌肌室之间的凹陷处，此穴能通经活络、舒筋止痛，治颈部强（音读江）痛、不能左右回顾等疾患。

（14）跗阳穴别称付阳等，在足外踝上3寸，腓骨后部，跟腱外侧，筋骨之间。此穴能清头目、利腰腿、治头重、头痛、风痹不仁，四肢不举等。

治疗肩颈痛，还有一些实用的按摩手法：

（1）颈部滚揉法：患者坐位，医者立于患者的背后，双手交替用踩揉法放松颈肩部、上背部及上肢的肌肉约5～10分钟，力度要均匀适中。

（2）颈部拿法：患者坐位，医者立于后侧，用单手或双手提拿颈部及上背部肌肉，提拿时术者可双手同时用力，也可交替用力，提拿约5～10分钟，力度以使患者感到微痛但能承受为度。

（3）颈部拔伸法：患者坐位，医者立于患者背后，两前臂尺侧放于患者两侧肩部向下用力，双手大拇指顶在风池穴上方，其余四指支手掌托起下颌部，前臂与手同时向相反方向用力，把颈椎尽量牵引，边牵引边使头颈部前屈、后伸及左右旋转。注意用力切勿过量，以免引起患者头晕等不适，时间约3～6分钟。

（4）提抖双臂法：患者坐位，伸直胳臂，手心向下侧举与身体约成70度角，医者握住患者的手，用力作连续的小幅度的上下颤动，颤动时的幅度要小，频率要快，每侧操作各约2分钟。

（5）颈部牵引：患者取坐位，医者将特制的牵引头带套于患者的颈部，然后将重力物通过滑轮做牵引，牵引姿势以头部略向前倾为宜，牵引重量3～6千克，每次约30分钟。

（6）患者坐舒适，医者用十指梳其头皮，轻抚颈项肩和背部的肌肤，拿揉肩井穴大贯筋等，使患者完全放松以配合治疗。

（7）医者用掌面扶于患者头部适当部位，另一只手拇指伸直，用指端点按其印堂穴，拇指和中指肚相对，分别按揉其率谷和太阳穴，捏拿风池穴和肩井穴，用手鱼际重按轻揉大椎穴。

（8）医者找准患者颈背部压痛点，重按轻揉，然后用手拇指肚顺其颈椎棘突分别推拿及两侧肩井穴、天井穴、曲池穴、手三里穴、外关穴、后溪穴、合谷穴等。为提高疗效，从肩井穴至合谷穴将这几个穴位连起来捏揉5～10遍，然后用手掌鱼际或前臂滚揉项部、肩部的斜方肌一会儿。

（9）症状较重者在患处能摸到较粗的筋包或较硬的肌肉，与健侧不大一样，遇有这种情况，可适当增加捏揉次数，使患者颈臂有放射性温热感。

（10）医者用手拇指肚和其他四指相对，分别点按患者左右悬钟穴和附阳穴。与此同时，让患者其活动颈部，即前俯后仰和左右摆动头部。

第九节　缓解疲劳的穴位按摩法

现代男人工作的压力越来越大，工作疲劳所引起的精神不振，头昏脑涨，全身疲乏是很普遍的现象，那么有没有办法能够自我缓解疲劳呢？

男人承受着各种压力，自然而然也背负着精神疲劳的痛苦。男人们患上工作疲劳和压力的表现主要为精神不振，全身酸软无力，工作效率下降等，常可伴有头晕头痛，耳鸣，精力不能集中，心烦失眠，健忘或者失眠多梦等症状。

这种精神性的疲劳常可因工作繁忙、用脑过度或精神紧张与睡眠不足等引起。中医认为，心主血脉，脾主生气。劳心太过，心血暗耗，心神失养则精神不振。劳倦太过，脾虚不运，气血不足，清气不升，肺无所主，则头晕脑涨，全身疲乏。

推拿按摩能够安神镇静，调和气血，对迅速解除精神疲劳的各种不适症状有很好的效果。同时经常接受推拿按摩也能增强体质，提高机体耐疲劳能力，从而减少精神疲劳的各种不适症状。经常接受推拿按摩也能增强男人的体质，提高机体耐疲劳能力，从而减少精神疲劳症状的发生，提高工作效率。

对精神疲劳的推拿按摩通常以推、拿、揉、按、擦等法为主。手法宜轻柔和缓，准确平稳。推、摩应该轻松柔缓。揉、按要柔和沉稳，擦的力度要适宜，轻而不浮，缓而不滞。

下面介绍一些缓解精神疲劳和压力的按摩方法，供广大朋友参考：

（1）施术者先以双手拇指螺纹面着力，轻轻缓推印堂穴至前发际5～10次，再以双手大鱼际着力，缓慢推摩印堂穴至太阳穴，每次间隔停顿10～20秒。

（2）五指分开，以指端和螺纹面着力，由前发际推擦至百会穴，反复操作3～5次，每次间隔停顿10～20秒。

（3）以拇指指端和螺纹面着力，轻点并按揉百会穴、神门穴、内关穴、中脘穴、足三里穴、三阴交穴等，用力由轻渐重，以不感觉疼痛为度，停顿片刻再慢慢松开，每穴施术后停顿10～20秒。

（4）受术者俯卧位，施术者以拇指螺纹面着力，自上而下轻轻按揉足太阳膀胱经各穴位，以背俞穴为重点，再以食指、中指、环指螺纹面着力，自上而下轻摩背部足太阳膀胱经循行部位至小腿后侧，力度逐渐减轻，间隔时间逐渐延长。

按摩过程中，务必注意保持安静，受术者如能安静入睡，效果更佳。经过按摩，精神一定会放松，且心神安宁，常能安静入睡。

第十节　治疗失眠、神经衰弱的头部穴位

很多职场男人有这样的体会：当自己绞尽脑汁，全神贯注投入工作一段时间后，经常觉得头昏脑涨、头重脚轻、身心疲惫。这些坏感觉，其实都可以在头部穴位中寻求解脱。

头部作为人体的司令部，可以说是男人身上最累的一个部位了。头部领导着全身的构造，不断投入精神思考，支持整个身体的运作。所以当生活中琐事缠身时，人的大脑会劳累过度，从而导致情绪低落、过度焦虑、失眠、头痛或身心不畅。这些不良反应，可能是因为人的大脑累积了好长一段时间的压力反应，更有可能是因为恐惧、束缚的感觉而使身心陷入困境，导致神经衰弱。那么有没有解决的好方法呢？当然有，那就是头部的按摩。

朋友们可以自己动手做做头部经络按摩，既能舒缓头部压力，将累积的压力释放出来，又能增加活力，保持头脑清醒和快速运作能力，甚至能促进你创造出新的思考模式。本节中，主要介绍针对治疗失眠和神经衰弱的两种按摩方式。

失眠有多种原因，主要由以下不良情绪引起：悲伤、愤怒、激愤、焦急、失望、渴望、忧郁、义愤等，造成晚上久久不能入睡。还有喜庆、出游、中奖、迎客、得子得孙等大好心情也会发生失眠，但一般不会引起长期失眠。一过性失眠一般第二天情绪消失，晚上就可以入睡了。少数人不能控制自己的不好情绪造成第二天、第三天睡不好觉，自制力强一点的人以后的日子里情绪消失，也就可以睡好了。但也不乏有人因为心理紧张而恐惧失眠。这类人一旦有了失眠症的心理压力，

就会长时间失眠。

人在失眠时，大脑过度兴奋，大脑供氧量不足。供氧量不足又会加重大脑兴奋，就形成恶性循环，久久不能入睡。因此冷静下来自我心理调节很重要。睡觉时不要想不高兴的事，有事第二天想，现在睡觉是第一任务。不想不高兴的事，你可能就慢慢入睡了。

虽然治疗失眠的最好办法是自我心理调节，但是失眠的人一般都心理很脆弱，心理调节能力差，只好求助药了。但吃药不能彻底解决问题，甚至容易产生药物依赖性。失眠的人要有信心改变自己的现状，有了信心好多方法都可以治失眠。例如失眠时静下心来数数，一直数到睡着。叩牙也可以治失眠，心静下来，一边叩牙一边数数，一直叩到你睡着。如果以上办法都不奏效的，就可以试试头部按摩了：

1. 百会穴点按

用右手拇指尖在百会穴点按，待局部产生重胀麻感后立即改用拇指腹旋摩，如此反复交替进行约30秒，紧接着用掌心以百会穴为轴心，均匀用力按压与旋摩30秒。

2. 天门开穴

两拇指紧贴于印堂穴，其余手指固定在头部的两侧。左拇指先自印堂穴垂直向上推移，经神庭穴推至上星穴，然后两拇指呈左下、右上，左上、右下同时交替推摩。手法由缓至速、由轻至重，反复推摩约1分钟。

3. 玉锤叩击

以指尖作锤，双手同时进行，从后向前、从左至右叩击整个头部，反复依次紧叩约1分钟。叩击时由腕部发力，甩力均匀，不可太重、不可太轻，以有较强的振荡感而不觉疼痛为度。

4. 十指梳理

以手指代替梳子，指尖着力于头皮，双手同时进行，从前额开始呈扇状向后推摩约1分钟。手法以揉为主，柔中带刚。

5. 抚摩静息

用两手的自重由前向后按摩头顶，不要用力过大，以免产生不良反应。刚开始一天按摩20次，一天增加5次，六天后增加到50次。然后每日增加10次，五天后增加到100次。按摩过程中可能有不良反应，个别人按摩完后头顶可能有压迫感。如果出现这样的不良反应，停止按摩，等压迫感消失后，然后每天在前次按摩数的基础上减半按摩，每日增加5次，增加到100次。

神经衰弱是指患者精神活动长期过度紧张，导致大脑兴奋和抑制功能失调，属神经官能症的一种类型。该病症状可分为两大类：一是兴奋占优势的症状，包括头痛、头晕、耳鸣、情绪不稳定、易激动、心慌、气短、多汗、失眠、多梦、易惊醒等；二是抑制占优势的症状，包括记忆力减退、注意力不集中、思维迟钝、精神萎靡、乏力、性功能减退等。以上两大类症状常并存，发病初期常以兴奋占优势，以后以抑制占优势。

精神因素是诱发神经衰弱的主要原因。神经衰弱是神经活动的功能性障碍，而不是器质性病变。因此，只要适当地注意生活规律，经过及时合理的治疗都可以恢复健康。神经衰弱的症状是缺乏食欲、焦虑、胸部苦闷、头痛、晕眩等身体，以及无理由的不安、恐惧、忧虑等精神症状。头部穴位按摩对神经衰弱有很好的疗效。

头部按摩治疗神经衰弱的主要原理是：通过按摩，反射性地影响中枢神经的功能，使中枢神经的兴奋和抑制功能恢复平衡。中医理论认为，神经衰弱多由心脾两虚、阴阳失调所致。按摩能舒筋活络，通利经脉，调整阴阳，使症状减轻或消失。同时，头部有不少镇静、安眠的穴位，按摩刺激这些穴位能起到镇静、催眠的作用。其操作方法如下：

1. 预备式

取坐位，腰微挺直，双脚平放与肩同宽，左手掌心与右手背重叠，轻轻放在小腹部，双目平视微闭，呼吸调匀，全身放松，静坐1～2分钟。

2. 分推前额

将双手拇指指腹放在前额正中两侧，其余四指附在头部两侧。双拇指适当用力沿前额分推至太阳穴0.5～1分钟。

3. 揉按角孙穴

将双手拇指分别放在同侧角孙穴上，其余四指附在头顶两侧，适当用力揉按0.5～1分钟。

4. 搓手摩面

将双手相互搓热，然后分别放在同侧面部，轻轻摩揉面部，反复操作5～10次。

5. 按揉百会穴

将右手中指指腹放在头顶百会穴上，适当用力按揉0.5～1分钟。

6. 按揉风池穴

将两手拇指指腹分别按在同侧风池穴，其余四指附在头部两侧，适当用力按揉0.5～1分钟。

7. 对按头部

双手掌放在头部两侧，双手同时用力做对按揉动0.5～1分钟。

8. 震耳孔

将两手食指指尖插塞入同侧耳孔，轻轻震动10余次后猛力外拔，反复操作10～20次。

9. 梳推头部

双手呈爪状，放在同侧眉部上方，适当用力从前额梳推至头后部，连续做10～15次。

第十一节　强腰健肾的穴位按摩法

腰和肾对男人而言，有着异乎寻常的意义。腰与肾不仅是承受上半身重量的支点、连接下半身的中轴，也是中医所认为的传宗接代的本源。

现代社会快节奏的生活方式、过大的压力和缺乏运动等不良生活习惯，使男人腰的负担越来越重。腰腹部居于身体的中段，上接头部之阳，下连足部之阴，为人体阴阳转换之枢纽。而且腰腹部位分布着许多重要的穴位，一旦阴寒入内，极易使肾脏受损，而影响到肾功能。人体每时每刻都在进行新陈代谢，肾脏将有害物质通过尿排出体外，以调节机体水、电解质和酸碱平衡，保持生命活动的正常进行。因此，保持健康，就应保护好肾脏，这对于男人来说更为重要。

腰和肾都是男人身体中非常重要的部分，且有着密不可分的关系。腰不好，等于肾不好，肾不好，腰也不会有力气。所以，强腰与健肾一并进行，效果才好。腰与肾的按摩方法，有以下几种：

1. 搓腰眼

男人常见的一个症状就是腰酸腰痛，有一个方法很管用——搓腰眼。中医认为，用掌搓腰眼，不仅可疏通带脉和强壮腰脊，而且还能起到聪耳明目、固精益肾和延年益寿的作用。中年人经常搓腰眼，到了老年可保持腰背挺直，还能防治风寒引起的腰痛症。现代医学研究证明，按摩腰部既可使局部皮肤里丰富的毛细血管网扩张，促进血液循环，加速代谢产物的排除，又可刺激神经末梢，对神经系统的温和刺激，有利于病损组织的修复，提高腰肌的耐力。所以，按摩腰部对慢性腰肌劳损、急性腰扭伤可起到较好的防治作用，对于椎间盘突出症、坐骨神经痛等病也有一定疗效。

腰眼穴为经外奇穴，在腰部，第4腰椎棘突下，旁开约3.5寸的凹陷中。按摩时，先找第四腰椎棘突这个水平线。它的找法是，当我们双手叉腰的时候，从后面能摸到腰间的骨头，此为解剖学中的髂嵴，髂嵴正好与人体的第4腰椎棘突相平。然后，从正中线开始量出一个手掌再多一点的距离，便是腰眼穴所在。一般来说，按摩时身体坐正，两手握拳自然背向后面，用食指隆起的拳眼紧按腰眼穴并做旋转用力按揉，以酸胀为宜。每次可以揉5分钟，长期坚持有很好的强腰健肾作用。

2. 切刺肾俞穴

中医认为，“腰为肾之府”，切刺肾俞穴有培元、补气的功能。按摩时要端坐或者俯卧，两手往背后自然地弯向腰部，拇指指尖的甲背部按在穴位上，在穴位上进行切、刺法，在切、刺中轻重交替进行，用力要适中。也可以使用振法，至酸胀感往腰深部放散时为止，大约持续10分钟左右的时间。

3. 点揉命门穴

命门穴是督脉上的要穴，是阳气聚集的地方，点揉命门穴可以疏调精气，强健腰膝。按摩时用右手的拇指指尖附着在命门穴位上，左手的拇、食指持紧右手拇指中段，配合着用力。然后在命门穴上作上下、左右的点揉动作，待命门穴的周围有温热感为度。

使用健腰益肾法时要注意在操作中用力要均匀、柔和，不可施加暴力，以自我感觉舒适为度，应避免损伤皮肤及组织，施力的大小应根据病人感觉程度决定。每天早晚各进行一次，有病治病，无病可以保健。

4. 按摩耳朵

中医认为："肾主藏精，开窍于耳"，耳是"肾"的外部表现，"耳坚者肾坚，耳薄不坚者肾脆"，耳廓较长。耳垂组织丰满，在一定程度上是肾气盛健的一种征象。《内经》还说："耳者，宗脉之所聚之地。"认为耳朵不是一个孤立的器官，它和全身经络及五脏六腑都存在着密切的联系。人体各器官组织在耳廓上都有相应的刺激点，一旦器官组织发生病变，耳上的某个特定部位就会出现一定的变化和反应，当刺激某个耳穴时，就可以诊断和治疗体内相应部位的疾病。因此，经常按摩耳朵，可以健肾壮腰，增强听觉，清脑醒神，养生延年。

第十二节　男人的自我足部保健法

脚又称为人体的"第二心脏"，早在《黄帝内经》中就论述了足部保健养生的理论原则。千百年前，我们的祖先就使用足部按摩的方法来达到治病和保健的目的。单纯对足部加以按摩，就能治疗许多疾病。

男人面临着巨大的工作压力和生活压力，特别是在金融危机的背景下，显得更为紧张了。由于长期坐在电脑前，职业病也出现了，比如颈椎病、肩周炎等。还有些人因为压力大、精神紧张而导致失眠，精神状态也是委靡不振。建议出现以上状况的男人每周去做一次专业的足部按摩。

中医认为，人体最重要的12条经脉和奇经八脉，有10条是起止于足部，双足又聚集着全身许多经络穴位，是脏腑经气输注和聚集之处，脏腑的病变往往可以通过经络反映到足部。当按摩足部时，就会刺激这些穴位，它同血液循环和反射原理一样，沿经络循行路线进行传导，从而起到疏通经络的作用。中医认为"痛则不通，不通则痛"，就是这个道理，所以足部保健按摩可以起到疏通经络的作用。

足底按摩可以最大限度地排身体里的毒素，掌握一点足底按摩的知识，坚持几周，人们会惊奇地发现自己容光焕发。对于脸上长青春痘的男性来说，足底按摩还可以消除青春痘。

现代男人的精神经常处于紧张高亢状态而使抑制机能失调，神经官能症、失眠、健忘就应运而生。临睡前如果能静心做一下足底按摩，注意力兴奋点落在双脚，而使大脑皮层得到抑制，经过一段时间的足底按摩刺激，使兴奋与抑制自然转换、循环正常而保持平衡。最终黑夜睡眠香，白天精神足，生活有规律，脏腑失调也会得到改善。食欲大增，精神充沛，工作效率提高，似有百病消散脱胎换骨的感觉。

每晚临睡时盘腿打坐，足底向上，然后屏气静心排除杂念，用双手大拇指时重时轻地按摩两足底涌泉穴数百下。一段时间后睡眠改善，让你一觉睡至大天亮。由此可见，足底按摩不仅可以调节身体状态，防治各种办公室疾病，还可以使人永葆青春，何乐而不为呢？下面，我就为大家介绍几种简单有效的足部经络保养法。

1. 敲击足底

每天晚上睡觉前用拳头敲击脚底，可以消除一天的疲劳，促进全身血液循环，使内脏功能得到加强，恢复精力。正确方法是以脚掌为中心，有节奏地进行，稍有疼痛感为度。每只脚100次左右，不可过度用力，以免出血。

2. 双脚晃动

全身血液循环不佳，就会发生内脏失调的现象，出现头痛、食欲不振等征兆。对脚局部简单地刺激便可促进血液循环。仰卧在床，先让双脚在空中晃动，然后像踏自行车一样让双脚旋转。只要持续5～6分钟，全身血液循环就会得以改善。冬天怕冷的人如果实行此法，就会感到全身温暖，有助于改善睡眠。

3. 按压脚跟

长期伏案工作的人容易形成驼背。纠正这种姿势的最简单方法就是刺激脚后跟。背部之所以弯曲，是由于支持内脏重量的脊梁两侧的肌肉变得衰弱，只有刺激脊柱两侧的肌肉，才能使背部挺拔起来。脊椎两侧的肌肉通过膀胱经与脚后跟相连。刺激脚后跟可以纠正驼背的姿态，方法是用手指用力按压脚后跟，感到疼痛为止。

4. 揉搓脚趾

揉搓脚趾有增强记忆力的作用。可以用双手抓住双脚的大脚趾做圆周揉搓运动，每天揉搓数次，每次2～3分钟。也可用手做圆周运动来揉搓小脚趾外侧，由于大脑计算能力与小脑联系密切，而小脚趾又是小脑的反射区，故而揉搓小脚趾有助于增强大脑计算能力。

5. 脚底按摩

失眠时可以让双脚合拢起来相互摩擦，使血液循环畅通。待脚部感到温暖，便可以在短时间内酣然入睡。方法是仰卧在床上，抬起双脚用力相互摩擦，如果双手也同时进行摩擦更好。只要用力摩擦20次左右，脚部就会感到温暖，睡意也就来了。

6. 赤脚健身

脚掌心是保持人体平衡的重要部位，身体健康的人都具有结实的脚掌心。赤脚健身时可以尝试走卵石路。让5个脚趾分离运动也是赤脚健身的一个方法。

7. 浴足

用热水泡脚，特别是用生姜或辣椒煎水洗脚，可以较快地扩张人体呼吸道黏膜的毛细血管网，加快血液循环，从而使呼吸道黏膜内血液中的白血球及时地消灭侵袭人体的细菌和病毒，使人体免受感染。

8. 摩脚

洗脚后，双手搓热，轻柔地搓相关部位或穴位，可全脚按摩，也可以局部按摩，多摩涌泉穴，太冲穴或太溪穴。对头晕、失眠、厌食、面色暗淡，疲劳、高血压、便秘等有防治作用。

9. 扭膝

两足平行靠拢，屈膝微向下蹲，两只手放在膝盖上，膝部前后左右呈圆圈转动，先向左转，后向右转，各30次左右。可以治疗下肢疼痛、关节疼痛，并有延缓衰老的作用。

10. 甩腿

一手扶物或者扶墙，先向前甩动小腿，使脚尖向上跷起然后向后甩动，使脚尖用力向后，脚面绷直，腿亦尽量伸直。在甩腿时，上身正直，两腿交换各甩数十次。此法可预防半身不遂，下肢萎缩无力及腿麻、小腿抽筋等。

11. 揉搓腿肚

以双手掌紧夹一侧小腿肚，边旋转边揉搓，每侧揉动30次左右，然后以同法揉动另一条腿。

12. 高抬脚

每天将双脚跷起3～5次，平或者高于心脏，此时脚、腿部血液循环旺盛，下肢血液流回肺和心脏的速度加快，得到充分循环，头部可得到充足新鲜的血液和氧气，同时对脚部穴位、反射区也是一个良性刺激。

13. 扳足

取坐位，两腿伸直，低头，身体向前弯，以两手扳脚趾和脚踝关节各30～35次，能锻炼脚力，防止腿足软弱无力。

后记

自从1983年毕业后加入中医行列，我就开始喜欢并尝试从事健康科普工作了。那是1984年冬天，天寒地冻，冒着西北风去广播电台录音，记得是给人们讲些关于冬天健康生活的常识，如何在冬季养胃御寒等。过了几天，就播出了，当朋友、邻居们询问这件事的时候，从他们问这问那、渴望了解健康的神态中，感到自己能给人家说说健康、谈谈科普，心里顿时暖如春啊。

1997年腊月二十九，那天下午，一个中年男人匆匆来到我的诊室，恐慌地对我说："王大夫，您救救我吧！"我不解地问因由，才知道，他患有勃起功能障碍，而他的妻子在春节前，下了最后通牒：如果大年初五前无法治愈，那节后上班之日，就是他们的离婚之时。望着他无助的眼神，让人心酸。

一晃到了2000年，北京中医药学会与广播电台联合开播了"男士之友"节目，我做嘉宾主持人，邀请在京的著名中、西医男科专家，为大家讲述男人病。在和听众朋友的交流中，我进一步感受到了人们对于男科疾病的认识误区与大家对学习掌握男科知识的渴望。节目播出后，受到中老年及青壮年男性朋友的欢迎。于是，就想应该为男人写点什么，把大家关心的一些疾病说清楚，尤其是纠正认识误区，告诉大家如何选择正确的诊疗途径，不至于贻误病机，从而健康快乐地投入工作、学习、生活中。之后，由于工作繁忙等，令我无暇顾及书的事。直到2006年，在由中华中医药学会举办的评选全国首批百名科普专家活动中，自己荣幸入选，感觉压力甚大，决心一定不能辜负专家们给予的荣誉和期望，尽力服务于大家为男人服好务。

男人啊，真是活得不比女人轻松。出生后就称作"小老爷们"，长大成人，是"大老爷们"，老年被叫做"老爷子"。一连串的赞誉如顶天立地、顶门立户、顶梁柱等等，"顶"得男人喘不过气来。而今，激烈竞争的信息社会，五彩缤纷的多姿生活，给男人的身心健康带来愉悦，更有接踵而至的忧愁、烦恼。书中示例可见一斑，恕不复表。男人在社会、家庭中来往奔波，思想与躯体，时而合一，时而分离，时常所言非意，所行非愿，不时地扮演着各样角色，长此以往，受伤害的一定是男人自己，而给身体带来的诸多病痛，如前列腺的烦恼，性功能的困惑，以及各种疾苦，均会成为男人生活中的“绊脚石”，让男人不断地“跌跤”。

男人是家庭的脊梁骨，脊梁骨能不能挺起来，关系到家庭能不能站起来，走多远。生病的男人给自己和家庭带来了更多的痛苦，而处在危机中，对危机不自知的男人，更是为家庭埋下了隐患。无论如何，有了男人的健康才能有一个完整幸福的家庭。

男人的健康无比重要，每一个男人都应该关注自己的健康，这是对自己的责任，更是对家庭的责任；每个妻子也应该关注丈夫的健康，这是对家庭的责任，更是妻子的责任。

草拟书稿后，几次修订，反复斟酌，然而，总感觉不满意、遗憾多多，还是自己修行不够啊。我想说的是，要感谢著名中医药专家张炳厚教授、王琦教授，二位前辈是我在中医路上的榜样，是他们的鼓励、关怀，才使我有信心并努力地完成书稿。同时，还要感谢学苑出版社的专家，他们认真负责的精神，让我钦佩。真心希望该书能带给男人以关怀，送给男人以健康。

王 斌

辛卯十二月初一子时于什刹海家中

附　录：常见人体腧穴分布图

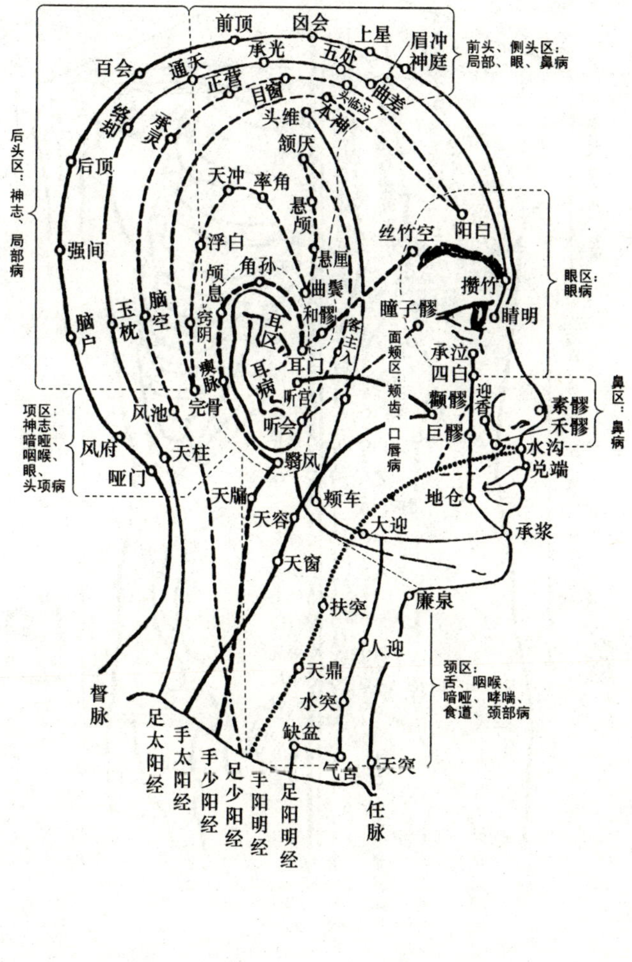

头面颈部腧穴与主治分布图

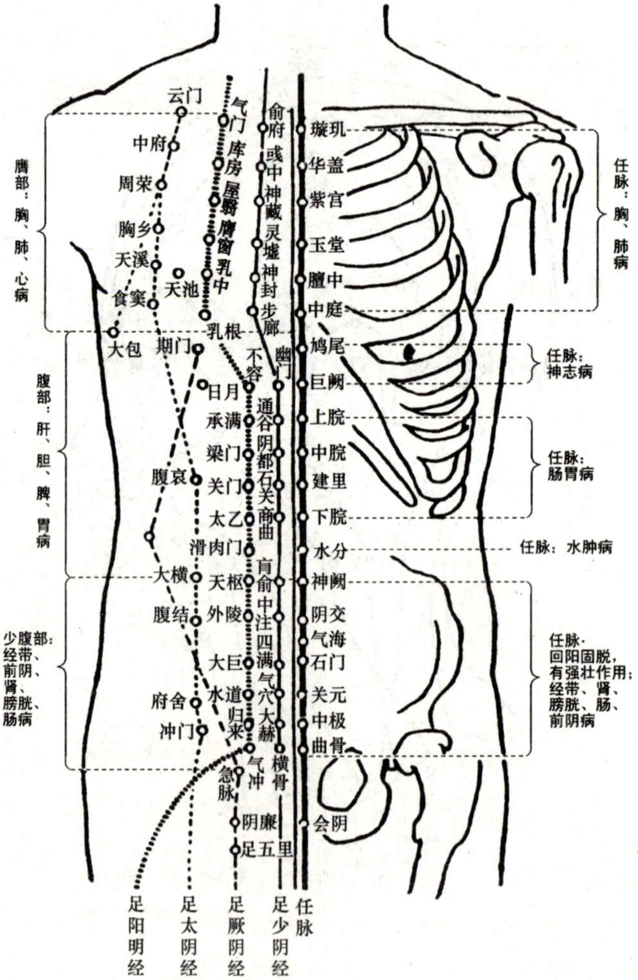

胸腹部腧穴与主治分布图

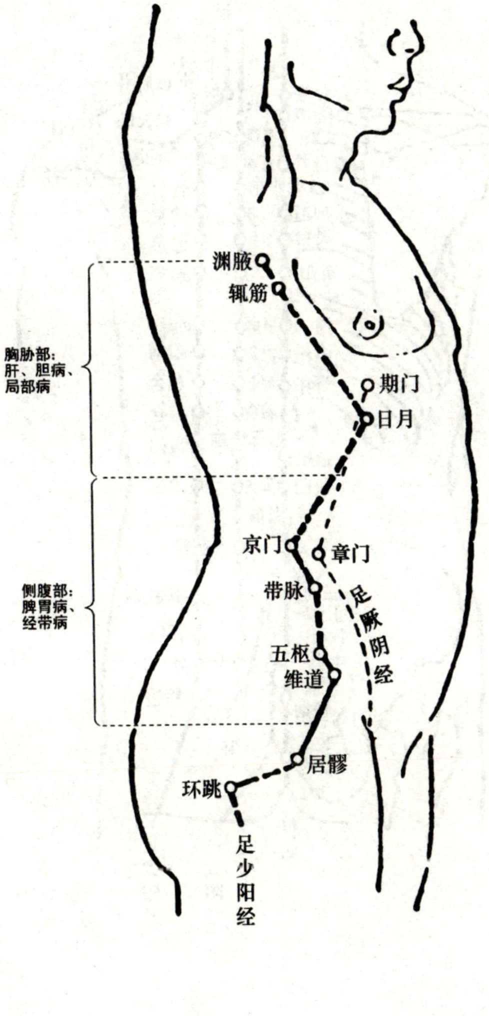

肋部腧穴与主治分布图

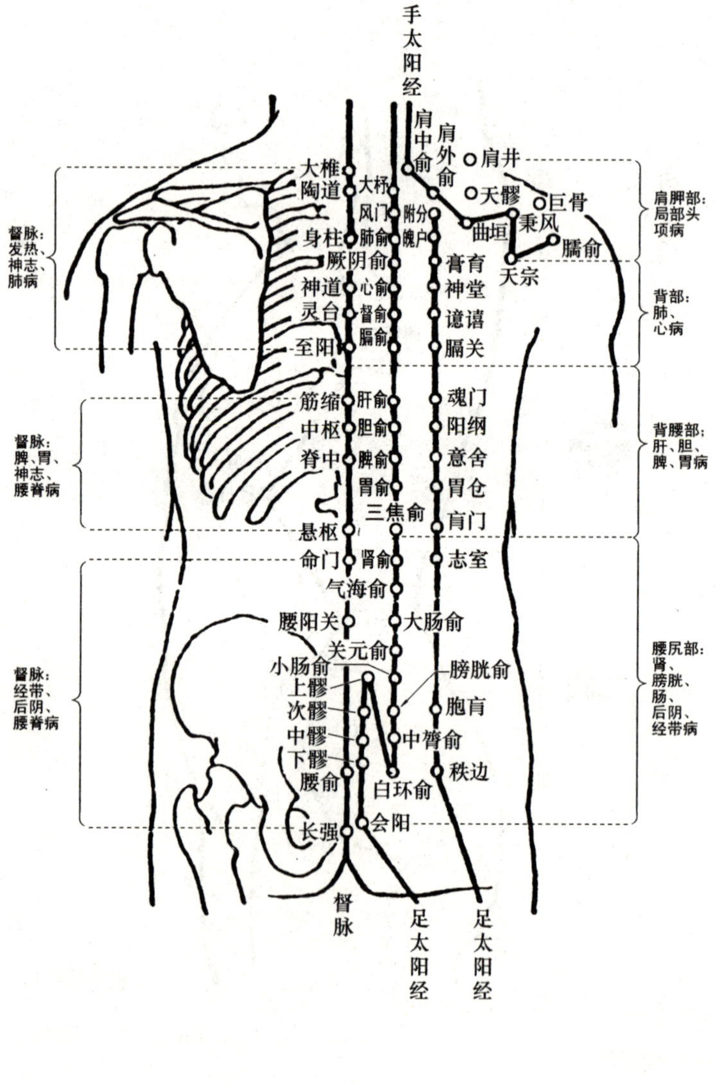

肩背腰骶部腧穴与主治分布图

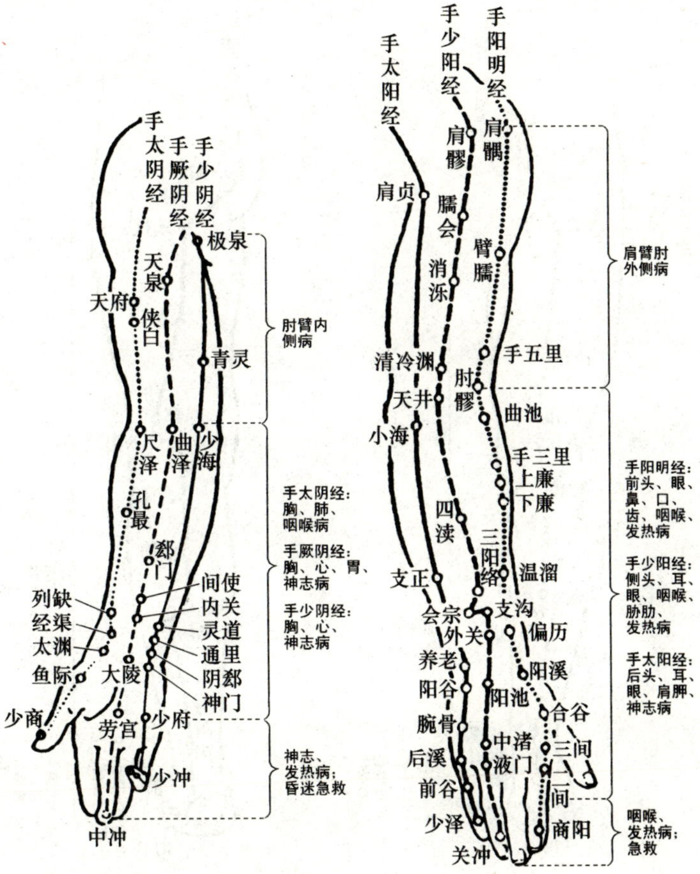

上肢部腧穴与主治分布图

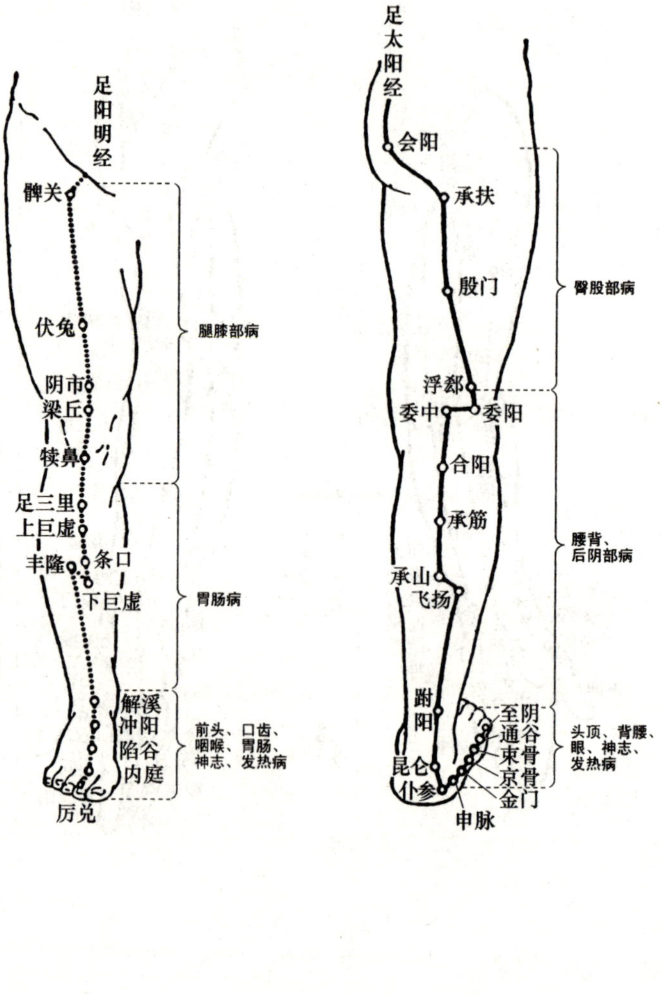

下肢部腧穴与主治分布图（前后）

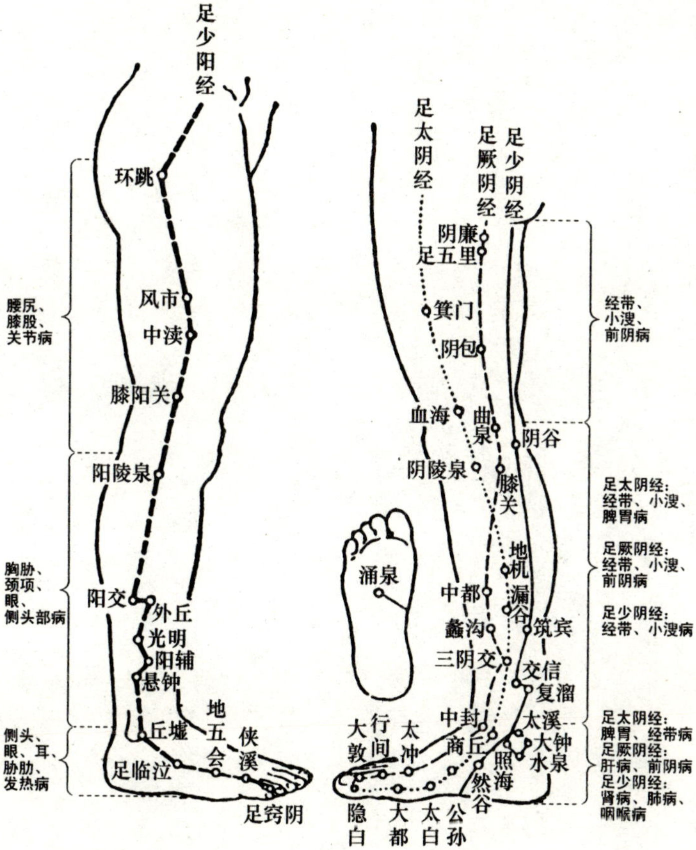

下肢部腧穴与主治分布图（外内）